*Hermann Oppenheim*

# Nervenkrankheit, Nervenleiden und Nervosität - 3 Vorträge

*Im Anhang: Psychotherapeutische Briefe*

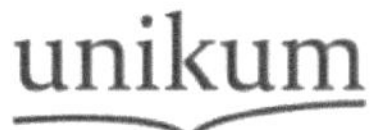

Hermann Oppenheim

**Nervenkrankheit, Nervenleiden und Nervosität - 3 Vorträge**

*Im Anhang: Psychotherapeutische Briefe*

---

*ISBN/EAN: 9783845742397*

*Erscheinungsjahr: 2012*

*Erscheinungsort: Bremen, Deutschland*

*© Unikum in Europäischer Hochschulverlag GmbH & Co. KG, Fahrenheitstr. 1, 28359 Bremen. Alle Rechte beim Verlag und bei den jeweiligen Lizenzgebern.*

*www.unikum-verlag.de | office@unikum-verlag.de*

*Bei diesem Titel handelt es sich um den Nachdruck eines historischen, lange vergriffenen Buches. Da elektronische Druckvorlagen für diese Titel nicht existieren, musste auf alte Vorlagen zurückgegriffen werden. Hieraus zwangsläufig resultierende Qualitätsverluste bitten wir zu entschuldigen.*

*Hermann Oppenheim*

# Nervenkrankheit, Nervenleiden und Nervosität - 3 Vorträge

*Im Anhang: Psychotherapeutische Briefe*

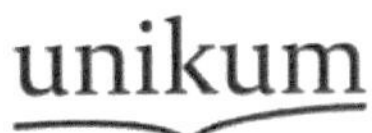

# NERVENKRANKHEIT UND LEKTÜRE
# NERVENLEIDEN UND ERZIEHUNG
DIE ERSTEN ZEICHEN DER
# NERVOSITÄT DES KINDESALTERS

---

DREI VORTRÄGE

VON

PROF. DR. H. OPPENHEIM

---

ZWEITE AUFLAGE

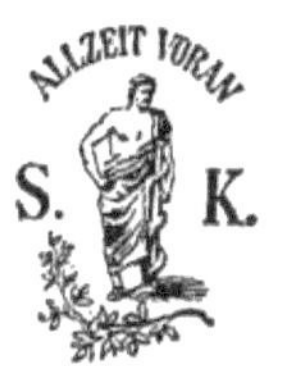


BERLIN 1907
VERLAG VON S. KARGER
KARLSTRASSE 15.

# I.

# Nervenkrankheit und Lektüre.*)

Meine Herren. Heute ist es nicht ein Gegenstand der exakten Forschung, für den ich Ihr Interesse in Anspruch nehmen möchte, aber doch eine ernste, wichtige Frage, die, wenn sie auch einer streng-wissenschaftlichen Analyse nicht zugänglich ist. dringend der Erörterung im Kreise der Fachgenossen bedarf.

Die allgemein anerkannte Tatsache, daß die Nervosität die Krankheit unserer Zeit ist, die alle Bevölkerungsschichten durchdringt, kein Geschlecht, kein Alter, keine Rasse, keinen Beruf verschont, macht es zu einer gebieterischen Forderung, dem Wesen und den Ursachen der Nervosität mit beharrlichem Eifer und gründlichster Vertiefung nachzuforschen. Wir haben allerdings nicht mehr das Recht, über Vernachlässigung dieser Frage zu

*) Dieser am 23. Oktober 1898 in der IV. Versammlung mitteldeutscher Psychiater und Neurologen zu Dresden gehaltene Vortrag ist in seiner originalen Fassung in der Deutschen Zeitschrift für Nervenheilkunde Bd. XIV erschienen. Ich habe in der vorliegenden zweiten Auflage einige Änderungen des Textes vorgenommen, teils in Rücksicht auf den neuen, weiteren Leserkreis, teils entsprechend dem Wandel der eigenen Anschauung, wie er sich in fast einem Dezennium vollzogen hat.

klagen. Nicht allein, daß die Lehr- und Handbücher der Nervenkrankheiten der Neurasthenie und den ihr verwandten neuropathischen und psychopathischen Zuständen in den letzten Jahren eine wachsende Beachtung geschenkt haben, es sind diesem Leiden auch eine Anzahl wertvoller Monographien gewidmet worden, und die Frage nach den Ursachen der Nervosität hat ein Lieblingsthema der Antrittsvorlesungen und Habilitationsreden gebildet.

Aber es bleibt demungeachtet noch überaus viel zu tun. Das Gebäude der Therapie ruht noch auf zum Teil recht unsicheren Fundamenten, und die Prophylaxe der Neurasthenie, die Hygiene des Nervensystems ist ein noch an vielen Stellen brach liegendes, der Bestellung harrendes Feld.

Zu den lose aneinandergereihten Betrachtungen, die den Inhalt dieses Vortrags bilden werden, haben mich in erster Linie Erfahrungen gedrängt, die ich mit einem Teil der meinen ärztlichen Rat in Anspruch nehmenden Neurastheniker und Hypochonder zu machen Gelegenheit hatte — Erfahrungen, die auch der Mehrzahl von Ihnen nicht fremd sein werden. Die Schilderung der Beschwerden und der sich an diese knüpfenden Befürchtungen, die unzutreffende oder auch korrekte Anführung der den Laien sonst nicht geläufigen Bezeichnungen von Krankheitszuständen und -Symptomen ließ mich bald erkennen, daß sie ihr Wissen aus medizinischen oder populärmedizinischen Schriften geschöpft hatten. Meist bildete das Konversationslexikon oder die Zeitung die Quelle dieser Kenntnis. Aber auch medizinische Spezialschriften und Lehrbücher waren nicht selten zu Rate gezogen worden.

Nach und nach erlangte ich eine gewisse Routine darin, der Darstellung diesen Ursprung abzumerken, so daß mein bestimmter Hinweis ein entsprechendes Zugeständnis erzwang. Ich machte die Erfahrung, daß dieser Mißbrauch, der ja nicht neu ist und auch den älteren Ärzten schon Anlaß zu Warnrufen gab, in unserer Zeit sehr verbreitet ist und ernste Gefahren in sich birgt. Es sind freilich in der Regel von Haus aus hypochondrisch veranlagte und bereits mit nervösen Erscheinungen behaftete Individuen, die in dem Drange, sich über ihren Zustand aufzuklären, in den ihnen zugänglichen Werken und Blättern herumstudieren und dort reiche Nahrung für den Ausbau ihrer hypochondrischen Vorstellungen finden. Ich habe aber auch gesunde Personen, die ihren Wissensdrang in dieser Weise stillten, zu echten Hypochondern — Lexikon-Hypochonder könnte man sie nennen — werden sehen.

Wenn man nun dieser Frage etwas mehr Beachtung schenkt, so gewahrt man einen Mißstand, der in immer zunehmender Weise um sich greift. und ich halte es für eine Pflicht, die dem ärztlichen Stande, besonders aber uns Nervenärzten obliegt. dieser Gefährdung des Volkswohls, soweit es in unserer Macht steht, entgegenzuwirken. Ich meine die Gefahr, die dem Publikum, besonders aber den Nervösen und den nervös Veranlagten — und diese repräsentieren ja leider heute den größten Teil des Publikums — durch die in unserer modernen Literatur und namentlich in der Tagespresse sich immer mehr geltend machende Sucht nach der Darstellung von Krankheitszuständen und Krankheitserscheinungen droht. Ich sage nicht, daß dieser Hang ein in der Presse allgemein verbreiteter ist, aber es sind, wie mir scheint, gerade die am meisten gelesenen Journale, welche sich von dem Bedürfnis, ihre Leser in die Pathologie einzuführen, zu diesen Kundgebungen verleiten lassen.

Ich bin auch keineswegs der Meinung, daß diesem Bestreben nur oder vorwiegend tadelnswerte Motive zu Grunde liegen. Gewiß spielt die Spekulation auf das Sensationsbedürfnis — das heute vielfach alle höheren, vornehmeren Ansprüche zu verdrängen sucht — hier eine hervorragende Rolle. Durch Mitteilung des Ungewöhnlichen, Aufregenden, Schrecklichen u. s. w. soll die Zeitung dem Leser interessant gemacht werden. Hier und da mag auch der Wunsch, sich dieser oder jener Persönlichkeit gefällig zu erweisen und ihren Ruhm zu verbreiten, zu derartigen Veröffentlichungen den Anstoß geben. Im Wesentlichen dürfte jedoch das Bestreben, die Menschheit über Krankheitszustände und ihre Verhütung aufzuklären und sie an den Fortschritten der medizinischen Wissenschaft teilnehmen zu lassen, hier die Triebfeder sein. Und daß die Presse in dieser Hinsicht sehr viel Gutes zu schaffen, besonders die Verbreitung hygienischer Grundsätze und Einrichtungen zu fördern vermag, ist unbestritten.

Es führt mich das zur Berührung einer besonders heiklen Seite dieser Frage. Es ist mehr und mehr Sitte geworden daß über die Vorträge, die in ärztlichen Gesellschaften, Kongressen und dergl. gehalten werden, Mitteilungen in die Tagespresse gelangen. Ich weiß, daß dieses Verfahren von den Leitern jener Versammlungen nicht immer gebilligt wird und mehrfach vergeblich bekämpft worden ist.

Gewiß soll das Publikum über die bedeutungsvollen Entdeckungen auf dem Gebiete der Medizin unterrichtet werden. Von Zeit zu Zeit gelingt es der genialen Beobachtungsgabe, dem glücklichen Griff oder auch dem ehernen Fleiß eines Einzelnen, eine Tatsache festzustellen, die von tiefeingreifender Bedeutung ist und nicht nur den engeren Kreis der Fachgenossen, sondern die ganze Menschheit in hohem Maße interessiert. Solche Tatsachen sollen und dürfen nicht in den Annalen unserer Wissenschaft verborgen bleiben. Prüft man jedoch unter diesem Gesichtspunkt die Berichte über unsere Kongresse und Vereinigungen in den Tagesblättern, so gelangt man zu dem Resultat, daß der größte Teil derselben den Lesern hätte vorenthalten bleiben dürfen.*)

Würde es sich nun um ein Wissensgebiet handeln, dem der Laie mit kühlem Empfinden gegenüberstände, so wäre trotzdem gegen diese Berichterstattung nichts weiter einzuwenden. Aber nach den Erfahrungen, die ich als Arzt gemacht habe, enthalten diese Mitteilungen ein Material, das auf viele Personen verderblich wirkt und bei der Mehrzahl ein Halbwissen hervorbringt, das ihnen nicht frommt. Nicht nur werden falsche Vorstellungen erzeugt, die verhängnisvoll werden können, es wird vor allem auch den hypochondrischen Ideen und krankhaften Befürchtungen neue reiche Nahrung zugeführt.

*) Daß ich dabei die Leistungen der modernen Medizin keineswegs geringschätze, sondern jeder neuen Beobachtung und Tatsache, auch der winzigsten, Bedeutung beimesse, brauche ich in diesem Kreise nicht weiter auseinanderzusetzen.

Es ist erstaunlich, wahrzunehmen, mit welchem Eifer sich ein großer Teil des Laien-Publikums, besonders sind es Frauen, durch Neugier oder durch einen dem Pathologischen zugewandten Wissensdrang irregeleitet, auf diese medizinischen Artikel der Tagespresse stürzt. Sie bilden oft ihre geistige Lieblingsspeise, zuweilen ihre einzige geistige Nahrung. Sie wähnen, wissend zu werden, aber ihr Halb- oder Zehntel-Wissen birgt mehr Gefahren in sich, als die naive Unwissenheit des von der modernen Kultur nicht angekränkelten Naturmenschen.

Ich verwahre mich ausdrücklich dagegen, daß ich der Begünstigung eines Teiles dieser Preßberichte durch hervorragende Vertreter der medizinischen Wissenschaft eine durchweg unlautere Absicht zu Grunde lege, aber es ist nicht zu verkennen, daß Eitelkeit, Ruhmsucht und selbst Reklamebedürfnis häufig die Motive für diese Kundgebungen bilden.

Das Beispiel, das nun von oben gegeben wird, wirkt aber besonders verderblich dadurch, daß es als Deckschild von denen betrachtet und gemißbraucht wird, die die Wißbegier des Publikums in mehr oder weniger reklamehafter Weise für bestimmte Zwecke, für ihr persönliches Interesse oder für das Interesse eines Kurortes, einer Heilanstalt, eines Heilmittels u. s. w. ausbeuten. Man lese nur die Krankengeschichten, die derartigen Anzeigen häufig beigegeben werden und denke, welchen Einfluß sie auf erregbare Gemüter ausüben müssen.

Besonders betrübende Erfahrungen habe ich mit einer Reihe von Patienten gemacht, die in einigen der auch von Rückenmarkskranken besuchten Badeorten aus den dort ausgestellten und speziell für den Kranken geschriebenen Brochüren nicht nur über die Symptomatologie, sondern auch über die düstere Prognose dieser Krankheiten aufgeklärt wurden. Was nützt es, einen hypochondrischen Neurastheniker von der Harmlosigkeit seiner Beschwerden zu überzeugen, einen Tabiker mit Hoffnung und Lebensmut zu erfüllen, wenn der eine durch diese Schriften wieder zu seinen Befürchtungen, der andere zu seiner Hoffnungslosigkeit zurückgeführt wird.

Ich will ein Beispiel anderer Art anführen. Vor einigen Jahren erschien in einer sehr verbreiteten Tageszeitung ein Artikel über Blutgefäßverkalkung, der eine populäre Darstellung der Arteriosklerose, ihrer Folgezustände und Gefahren darbot. Dem armen Leser wurde da nichts von dem, was sich an schweren Erscheinungen im Verlaufe dieses Leidens entwickeln kann, vorenthalten. Auf diesen Artikel wurde ich dadurch aufmerksam gemacht, daß in den folgenden Wochen fünf Personen meinen Rat in Anspruch nahmen, weil sie an Arteriosklerose zu leiden fürchteten. Sie bekannten, daß sie durch jenen Aufsatz dazu verleitet worden seien, der Beschaffenheit ihres Gefäßsystems, besonders ihrer Schläfenarterien, Beachtung zu schenken. Hypochondrische Erregungszustände von quälendem und bedrohlichem Charakter waren bei zwei dieser Personen die Folge der Besorgnis.

Würde auf der anderen Seite ein Zeitungsartikel dieses Inhaltes wirklichen Nutzen bringen, würden diese Enthüllungen dazu beitragen, der Entstehung der Arteriosklerose auch nur in einem kleinen Bruchteil der Fälle vorzubeugen, so müßte man die bezeichneten Schäden in Kauf nehmen. Ich bezweifle aber durchaus, daß da von irgend einem heilsamen Einfluß die Rede sein kann. Denn die Tatsache, daß der übermäßige Genuß von Alkohol die Gesundheit gefährdet, ist allgemein bekannt und könnte auch in der Presse immer wieder betont werden, ohne daß derartige Abhandlungen über Krankheitszustände geboten würden. Die ziel- und zweckbewußte Aufklärung der Menschheit durch Vorträge, Merkblätter, Brochüren, wie sie besonders in den letzten Jahren durch Ärzte und von Ärzten geleitete Vereinigungen verbreitet wird, kann dagegen gar nicht genug gerühmt werden. Durch den Hinweis auf Schädlichkeiten und Gefahren, die dem Unaufgeklärten auf Schritt und Tritt drohen, auf Krankheitsäußerungen, die bei rechtzeitiger Behandlung wirksam bekämpft, bei Vernachlässigung zu schweren Leiden ausarten können, vermögen diese Unternehmungen soviel Unheil zu verhüten, so reichen Segen zu stiften, daß wir hier selbst die mit der Schilderung des Krankhaften verknüpften Nervenerregungen in Kauf nehmen müßten. Die Belehrung kann aber auch unter diesen Verhältnissen in einer Form erfolgen, daß jede Sensation und eine das Nervensystem in Aufruhr bringende Beängstigung vermieden wird. Da, wo die Belehrung notwendig ist, wo sie zur Verhütung von Krankheit und Elend dienen kann, muß gewiß jede andere Rücksicht geopfert und die Wahrheit ohne Scheu und ohne Verhüllung verkündet werden. In diesem Sinne habe ich mich mehrmals und zu deutlich ausgesprochen, als daß meine heutigen Ausführungen mißverstanden werden könnten.

Kurz hinweisen will ich ferner auf den die Nervosität fördernden Einfluß der Mord-, Raubmord-. Lustmord-, Selbstmordberichte, auf diese Schreckenskammern der Presse, die dem Leser auch nicht den kleinsten Zug der Grausen und Schauder erregenden Begebenheiten entgehen lassen. Richtet sich diese Klage auch in erster Linie gegen die Zeitungen, die durch ihre große Verbreitung und das in der Regel aktuelle Interesse des Gegenstandes am meisten Schaden stiften, so kann doch auch vom ärztlichen Standpunkte aus vor der Lektüre entsprechender Romane (Hintertreppenromane. viele Kriminalromane) nicht ernst genug gewarnt werden. Vor einiger Zeit fand ich in einer vielgelesenen Tageszeitung einen Aufsatz, in welchem all die experimentellen Untersuchungen, die von Physiologen an Hingerichteten ausgeführt worden sind, einer eingehenden Darstellung unterzogen waren. Ich kann nicht zugeben, daß selbst das weitgehendste Wissensbedürfnis Einzelner zu einer Darstellung derartiger Untersuchungen und Ergebnisse in der Allen zugänglichen Tagespresse die Berechtigung gibt.

Auch die schöngeistige Literatur hat die Krankheit und das Krankhafte zu dem Lieblingsgegenstande ihrer Darstellung erkoren, und es entspricht dem neuropathischen Grundcharakter der modernen Gesellschaft, daß die Romane und Dramen dieser Kategorie das größte Publikum finden.*)

*) Es ist freilich interessant zu sehen, daß dieser Vorwurf der Literatur schon vor mehr als 50 Jahren gemacht worden ist. v. Feuchtersleben sagt in seiner Diätetik

Die großen Dichter der Vorzeit scheuten sich auch nicht, die Geistesstörung auf die Bühne zu bringen, aber die Darstellung dieser war, soweit ich zu beurteilen vermag, niemals der Dichtung Selbstzweck. Sie war entweder die natürliche Folge jener mächtigen Seelenerschütterung, die als ein wesentliches Element der Tragödie auch vom Hörer empfunden wurde, oder es bildete die sich auch im Wahn noch offenbarende Größe des Denkens und Fühlens das ästhetisch wirksame Moment.

In der Literatur unserer Tage ist häufig das Pathologische an sich die Quintessenz des Kunstwerkes.

Selbst die körperliche Krankheit und ihre Äußerungen bildet hier ein gewöhnliches Objekt der schriftstellerischen Darstellung, und mancher Kranke entnimmt aus der Lektüre eines Romans sein Schicksal, das ihm der Arzt in weiser Erwägung und humaner Fürsorge sorgfältig verborgen gehalten hat.

Wenn schon diese Erscheinung von uns Ärzten nach Möglichkeit bekämpft werden sollte, so gilt das noch in höherem Maße für die Behandlung der sexuellen Vorgänge und Beziehungen in einem großen Teile der modernen Literatur. Würde es sich ausschließlich um eine Frage der Moral

---

der Seele: „Aber von der modernen Literatur laßt uns hier ein Wort einschalten. Bei ihr ist nicht die Rede von großen Männern, wohl aber von krankhaften Zuständen. Sagen wir's nur immer gerade heraus: Hypochondrie, entgeistete, grämliche, affadierende Hypochondrie ist die Amme der modernen Literatur, und man wird nächstens zur richtigen Beurteilung unserer jüngsten Dichter des Arztes statt des Rezensenten bedürfen." Wie würde v. Feuchtersleben erst wehklagen, wenn er 50 Jahre später zur Welt gekommen wäre!

handeln, so würde ich mich nicht für berufen halten, eine Diskussion derselben hier anzuregen. Aber es liegt nach meiner Überzeugung auch hier eine Gefährdung der Volksgesundheit vor, also die Sache geht uns an und rührt an unsere Interessen.

Es ist eine über jeden Zweifel festgestellte Tatsache, daß die geschlechtlichen Ausschweifungen und Verirrungen in der Ätiologie der Nervosität eine sehr bedeutende Rolle spielen. Ich sehe hier natürlich von der Syphilis ganz ab, ich spreche von der Masturbation, den Exzessen und der perversen Betätigung des Geschlechtstriebs im allgemeinen. Wenn ich auch längst nicht so weit gehe, wie einige Fachgenossen, die die Hysterie, sowie das ganze Heer von Angstzuständen und Zwangsvorstellungen von der sexuellen Sphäre ableiten, so muß ich doch auch auf Grund meiner Erfahrungen den Abusus sexualis zu den das Nervensystem schwer schädigenden Faktoren rechnen. Weit verbreiteter, als man nach den in der Fachliteratur niedergelegten Daten erwarten sollte und besonders verderblich ist die psychische Ausschweifung, die in Erinnerungsbildern und Vorstellungen schwelgende Libido sexualis.

Besonders sind es, wie ich aus zahlreichen Mitteilungen meiner Patienten entnommen habe, das Geschlechtsleben betreffende optische Erinnerungsbilder, die hier in Wirksamkeit treten. Es gibt zahlreiche Individuen dieser Kategorie, deren ganzes Vorstellungsleben von diesen sexuellen Bildern ausgefüllt oder wenigstens beherrscht wird. Die Beziehung zwischen der optischen Vorstellungssphäre und dem Sexualapparat wird bald eine so innige, die Leitungsbahnen sind so ausgeschliffen, daß das

Auftauchen eines sexuellen Erinnerungsbildes genügt, um wollüstige Empfindungen und entsprechende Vorgänge in der Geschlechtssphäre auszulösen. Ich brauche das hier nicht weiter auszuführen. Während für diese Personen die körperliche und geistige Arbeit ein mächtiges Ablenkungs- und Heilmittel bildet, finden sie in der Lektüre schlüpfriger Schriften den ihnen gefährlichsten Krankheitsstoff.

Bildeten diese früher eine Art von verpönter, heimlich zur Welt gebrachter Hintertreppenliteratur, so sind sie in unserer Zeit zur wohlgeduldeten und selbst vielbegehrten Salonlektüre erhoben worden.

Auch sind es jetzt keineswegs nur die minderwertigen Geistesprodukte, die der Schilderung des Geschlechtlichen ihre Anziehungskraft verdanken, sondern es geht diese Bewegung durch einen großen Teil auch der höher bewerteten modernen Literatur. Selbst von hervorragenden Vertretern der neueren Schule*) wird die Behauptung aufgestellt, daß das geschlechtliche Moment, da es den Kern des ganzen menschlichen Tuns und Treibens bilde, auch als der Mittelpunkt des künstlerischen Schaffens zu betrachten sei.

Wir haben hier nicht zu untersuchen, inwieweit durch diese Auffassung und ihre Verwirklichung die Moral gefährdet wird. Es ist aber von Interesse, zu sehen, wie auch große Denker und Dichter der Vergangenheit, wenn sie zu dieser Frage Stel-

*) v. Perfall in seinem Roman: Ein Verhältnis. Vgl. v. Grotthuss, Probleme und Charakterköpfe. 2. Aufl. Stuttgart 1898.

lung nahmen, wie Rousseau*) und Byron**) von der Voraussetzung ausgingen, daß der verderbliche Einfluß der Lektüre nur für die Unschuld Geltung haben könne. Die Frage, wie die Schilderung aller Äußerungen und Kundgebungen des Geschlechtstriebs auf den Erfahrenen einwirkt, ist dabei, wie mir scheint, gar nicht berührt worden. Sie kann auch aus dem Spiele bleiben, so lange das Kunstwerk nur durch seinen ästhetischen Gehalt wirkt und die Schilderung des Geschlechtlichen nur ein notwendiges Beiwerk bildet. Anders aber liegt es, wenn das Sexualleben die Wesenheit des Ganzen ausmacht. Ich bin gewiß weit davon entfernt, mich auf die Seite derer zu stellen, die sich erkühnen, der Kunst und dem Künstler mit Maß und Richtschnur die Grenzen ihres Bezirkes abzustecken, und ihnen besonders in der Behandlung der sexuellen Motive die Freiheit unterbinden wollen. Die Kunst spottet dieser Gesetze und Fesseln. Aber einmal haben wir als Ärzte das Recht und die Pflicht, diesen Erzeugnissen gegenüber dieselbe Stellung einzunehmen wie gegenüber den Naturprodukten: wie wir hier über die eßbaren und giftigen Pilze aufklären und vor dem Genuß der letzteren warnen, so haben wir die uns ihre Gesundheit Anvertrauenden darüber zu belehren, daß vieles von

*) In der Vorrede zu Rousseau's Julie ou la nouvelle Héloïse heißt es: „Quant aux filles, c'est autre chose. Jamais fille chaste n'a lu des romans, et j'ai mis à celui-ci un titre assez décidé, pour qu'en l'ouvrant on sût à quoi s'en tenir. Celle qui, malgré ce titre, en osera lire une seule page, est une fille perdue; mais qu'elle n'impute point sa perte à ce livre, le mal étoit fait d'avance. Puis qu'elle a commencé, qu'elle achève de lire; elle n'a plus rien à risquer.

**) In einem Briefe an Murray über den Don Juan.

dem, was sich zum ästhetischen Genießen verlockend darbietet, schadenbringend oder selbst vergiftend auf das Nervensystem wirkt. Und noch mehr. Wir wollen und können es nicht hindern, daß die schöne Giftpflanze draußen im Walde blüht und wuchert, aber wir verwehren es, daß sie in den Obstgarten unserer Kinder verpflanzt wird. Wir lehnen uns also auf gegen die immer rücksichtslosere Schaustellung des Geschlechtlichen in den Verkaufsläden, Schaufenstern, an den öffentlichen Plätzen —, kurz überall da, wo sie sich auch demjenigen aufdrängt, der sich diesen Eindrücken entziehen will oder vor ihnen bewahrt werden soll. Ich meine damit aber nicht das Nackte schlechthin. Es scheint mir vielmehr auch vom ärztlich-pädagogischen Standpunkte aus durchaus ratsam, dahin zu wirken, daß Kinder und Heranwachsende in der Darstellung des Nackten nichts Unnatürliches finden. Es sind nur die obszönen, die Lüsternheit weckenden Darstellungen der geschlechtlichen Beziehungen in Wort und Bild, die ich auch als Nervenarzt verurteile. Soweit ein echtes Kunstwerk durch den Stoff, Gegenstand oder auch nur den Rahmen eine ähnliche Wirkung auszuüben vermag, haben wir als Ärzte darüber zu wachen, daß es denen entzogen bleibt, deren Seelengesundheit es zu gefährden imstande ist. In erster Linie verlangt da das Kindesalter die sorgfältigste Berücksichtigung; aber es gibt auch unter den erwachsenen Nervenkranken und Neuropathen eine große Zahl, für die bei der Auswahl der Lektüre — und des Kunstgenusses überhaupt — dieses Moment die größte Beachtung verdient.

Daß die hygienisch so bedeutsame Frage noch fast gänzlich vernachlässigt wird, lehrt aufs deutlichste die Stellung des Publikums zur Tagespresse. Es ist erstaunlich, was in dieser Beziehung an den Kindern auch von sonst vorsichtigen Eltern gesündigt wird. Mütter, die ihre Kinder aufs ängstlichste vor jeder Erkältung hüten, jeden ihrer Schritte bewachen möchten, bei jeder unbedeutenden Klage den Arzt herbeizitieren, nehmen keinen Anstoß daran oder begünstigen es sogar, daß der 8- bis 12jährige Sohn oder gar die gleichaltrige Tochter die Tageszeitung von Anfang bis zum Ende durchstudiert, ohne daß sie sich Rechenschaft darüber geben, welche Verheerungen die aus dieser entnommenen Eindrücke in der Kindesseele anzurichten vermögen. Gilt das schon für das gesund veranlagte Kind, so noch in weit höherem Maße für das nervös behaftete und belastete, dessen Phantasie den aufgenommenen Stoff in krankhafter Weise verarbeitet.

Ich kann auf Grund meiner ärztlichen Erfahrungen diese Nachlässigkeit nicht scharf genug verurteilen und erteile den Rat, Kindern vor dem Eintritt ins 14te Lebensjahr die Zeitung ganz zu entziehen und das Lesen in der nächstfolgenden Zeit auch nur bruchstückweise und mit strenger Auswahl zu gestatten.

Um das Gute zu lesen, sagt Schopenhauer, ist eine Bedingung, daß man das Schlechte nicht lese. So wäre es immerhin schon von einigem Werte, die Haupttypen der Lektüre bezeichnet zu haben, die von uns in dem dargelegten Sinne als gesundheitsschädlich betrachtet werden müssen.

Aber Sie werden erwarten, daß ich hier nun auch die Schriftwerke kennzeichne, die in hygienischer Hinsicht als gut und heilsam anzusehen sind. Es ist zu bewundern. daß in einer Zeit, in welcher den Fragen der leiblichen Diät eine so große Beachtung geschenkt wird, dieser wichtige Zweig der Seelendiätetik kaum eine Berücksichtigung gefunden hat, während sich in älteren Schriften, wie in den Werken eines Kant-, Hufeland, v. Feuchtersleben u. a. wichtige Fingerzeige finden.

Aber indem ich den Versuch mache, dieser Frage selbst näher zu treten, stellen sich mir auf Schritt und Tritt große, zumteil unüberwindliche Schwierigkeiten entgegen. Schon eine oberflächliche Betastung des Gegenstandes läßt fühlen, wie schwer es ist, hier feste, allgemeingültige Grundsätze aufzustellen und sich nicht von dem subjektiven Empfinden, von den aus der eigenen Individualität geschöpften Erfahrungen zu unrichtigen Verallgemeinerungen fortreißen zu lassen.

Welche Art von Lektüre ist denn den Nervösen und den nervös veranlagten Individuen vom sanitären Standpunkt aus zu empfehlen?

Wir werden schnell erkennen. daß uns zur Lösung dieser Fragen noch die erforderlichen Beobachtungsmethoden und -Reihen und noch fast völlig der Einblick in die hier waltenden Gesetze fehlt.

Einwandfrei dürften zunächst die einfach belehrenden. wissenschaftlichen Schriften und Werke sein. soweit sie der geistigen Befähigung und Auffassungskraft des Lesers angepaßt sind und sich von den oben näher bezeichneten Wissensgebieten fernhalten.

Die der Naturbeschreibung, der Schilderung von Naturerscheinungen, Naturereignissen, von Ländern und Völkern gewidmeten Schriftwerke, die Mehrzahl der Reisebeschreibungen, manche der Biographien und Briefwechsel bedeutender Persönlichkeiten (namentlich wenn sie uns, wie viele der besten, zeigen, daß kraftvolle, charakterstarke Naturen auch in der Überwindung von Leiden ihre Größe offenbaren) und dergl. ist hierher zu rechnen.

Die Hauptschwierigkeit beginnt, wenn wir unter diesem Gesichtspunkt an die Prüfung des Poetischen herantreten. Ich werde kaum auf Widerspruch stoßen, wenn ich den echten Humor, wie er uns in den Werken eines Cervantes. Dickens, Reuter — auch Fontane, Jerome, Raabe, Rosegger, Mark Twain, Busch, Otto Ernst. Hedenstjerna u. A. mögen genannt werden — geboten wird, für ein vortreffliches Diätetikum der Seele erkläre. Aber schon da haben wir mit der individuellen Empfänglichkeit zu rechnen. Auch bietet sich der Humor selten in so vollkommener Reinheit, daß die psychologische Analyse und die hygienische Wertschätzung nur mit diesem Element der Darstellung zu rechnen hätte. Die Beurteilung des Sentimentalen, Pathetischen, Tragischen unter dem von uns erörterten Gesichtspunkte bietet dann schon die größten Schwierigkeiten.

Das Lustgefühl, das in mir bei der Lektüre klassischer Dichtungen — ich will als Beispiel und nur, um irgend ein Beispiel anzuführen, einige der bekannteren Goetheschen Gedichte, wie das Mailied, das Lied an den Mond, Prometheus, Mahomet's Gesang, der Gott und die Bajadere, Harzreise im Winter, Ilmenau, Alexis und Dora, die Trilogie der Leidenschaft u. s. w. nennen — wachgerufen wird, muß ich als einen auch der Gesundheit förderlichen Seelenvorgang bezeichnen. Aber hier stoßen wir gleich auf die gefährlichste Klippe dieser Betrachtung: ich kann nicht ermessen, ob die Empfindung, die bei anderen geweckt wird, der meinigen konform ist, oder ob nicht literarische Produkte ganz anderer Art und ganz anderen Wertes in ihnen Stimmungen hervorrufen, deren wohltätiger Einfluß den von mir empfundenen bei weitem übertrifft. Die *Individualität*, das individuelle Bedürfnis, die individuelle Entwicklung und Empfänglichkeit ist hier ein so ausschlaggebender Faktor, daß sich allgemeingültige Satzungen kaum aufstellen lassen. Immerhin glaube ich nicht fehlzugehen, wenn ich in dem *ästhetischen Genuß* *eine heilsame Potenz* von großem, längst nicht hinreichend gewürdigtem Werte erblicke. — Und doch lehrt eine weitere Betrachtung, wie vorsichtig man auch da mit seinen Schlußfolgerungen sein muß. Mir persönlich bereitet das *Wagner*'sche Musikdrama den höchsten ästhetischen Genuß. Dennoch habe ich am Schlusse desselben in der Regel nicht den Eindruck, daß mein Wohlbefinden gesteigert worden ist. Im Gegenteil, es ist meistens eine Art von Erschöpfung, von körperlicher und geistiger Abspannung, die sich mir fühlbar macht. Es scheint also eine Intensität, Multiplizität und vor allem eine zeitliche Dauer des Genießens zu geben, die nicht wohltätig auf das Nervensystem einwirkt. Und es entspricht das durchaus der Erfahrung, die wir mit dem „Übermaß von Reizen“ auch sonst auf allen Gebieten machen. Aber vielleicht ist das, was für mich ein Übermaß von Reizen bedeutet, für einen anderen ein seine Aufnahmefähigkeit keineswegs überschreitendes Reizmaß.

Diese spärlichen Betrachtungen zeigen ja zur Genüge, wie weit wir noch davon entfernt sind, die aufgeworfenen Fragen wissenschaftlich erfassen und durchdringen zu können. Aber lassen Sie uns vor den Schwierigkeiten der Erforschung dieses dunkeln Gebietes nicht zu schnell zurückschrecken. Mögen vielmehr meine Ausführungen die Anregung dazu geben, daß andere, die mit der ärztlichen Erfahrung eine umfassendere Kenntnis der allgemeinen Literatur, als sie mir zu Gebote steht, verbinden, an die Untersuchung dieses so wichtigen Gegenstandes herantreten.*)

Ich möchte diese Betrachtungen nicht abschließen, ohne aus ihnen einige naheliegende Schlußfolgerungen gezogen zu haben. Daß wir mit dem Hinweis auf die der Gesundheit aus der Lektüre drohenden Gefahren einen Einfluß auf den Charakter unserer Tagesliteratur gewinnen werden, wage ich nicht zu erhoffen. Immerhin sollte man sich nicht scheuen, das, was schlecht ist, laut und energisch zu tadeln. Wollen wir aber die gewonnenen Anschauungen für unser ärztliches Wirken fruchtbar machen, so haben wir es als eine wichtige Aufgabe zu betrachten, die psychische Diät der uns anvertrauten Individuen mit aller Sorgfalt zu überwachen. Wenn wir stets bedenken, daß die Eindrücke, die sie aus der Lektüre, von der Bühne u. s. w. in sich

*) Dieser Wink ist inzwischen schon befolgt worden. Laquer hat in seinen Aphorismen über psychische Diät (Deutsche Zeitschrift f. Nervenheilkunde Bd. XXIII 1903) einen kleinen Beitrag zu dieser Frage geliefert, der einiges Brauchbare enthält.

aufnehmen, durchaus nicht gleichgültig für ihr Wohlbefinden sind, so werden wir uns nicht mehr darauf beschränken, ihnen bezüglich der Quantität und Qualität der Speisen und Getränke unsere Vorschriften zu erteilen, sondern auch das, was dem Geiste an Nahrung und Genußmitteln zugeführt wird, auf seinen Wert, seine Verdaulichkeit und Zuträglichkeit prüfen.

Es ist kaum möglich, daß der vielbeschäftigte Arzt eine umfassende Kenntnis der belletristischen Literatur erwirbt, um mit richtiger Auswahl das Gute, d. h. Heilsame empfehlen, das Schlechte untersagen zu können. Aber er wird auch ohne tiefere Kenntnis schon dadurch Gutes stiften können, daß er dem Zuviellesen, besonders dem Verschlingen der Romane steuert und auf den unerschöpflichen Schatz der „bleibenden Literatur“ verweist. Gewiß ist auch da ein Individualisieren erforderlich. Gewiß ist für manche Zustände der Nervosität „die leichte Lektüre“ empfehlenswert, aber die leichte braucht keine seichte und soll keine schlüpfrige sein, und es ist in der Regel, wenigstens dem intelligenten Menschen, durchaus zuträglich, wenn er, indem er liest, sich belehrt oder sich einem ästhetischen Genießen hingibt.

---

## II.

# Nervenleiden und Erziehung.*)

Meine Herren. Wenngleich das Thema, für das ich Ihr Interesse heute in Anspruch nehmen möchte, in erster Linie den Arzt und Pädagogen angeht, so berührt es sich doch auch an vielen Stellen innig mit dem Gebiet, dessen Erforschung Sie zu dem Ziele Ihrer Geistesarbeit gemacht haben. Freilich hat weder die Psychologie noch die wissenschaftliche Pädagogik einen reichen Gewinn davon zu erwarten, wenn ein Arzt aus seiner praktischen Erfahrung heraus, aber ohne tiefere Kenntnis dieser beiden Disziplinen zu der Erziehungsfrage das Wort nimmt.

Aber wenn die Gaben, die ich dem Psychologen bringe, auch dürftige sind, so ist es vielleicht ein gewisses Verdienst, die Anregung dazu zu geben, daß eine so bedeutungsvolle, ich möchte sagen so lebenswarme Frage in einem aus Vertretern der verschiedensten Wissensgebiete, Berufe und Lebensstellungen zusammengesetzten Kreise besprochen wird.

Auf Schritt und Tritt drängt sich dem Arzt und besonders dem Nervenarzt die Wahrnehmung auf,

*) Vortrag, gehalten im psychologischen Verein zu Berlin am 20. Juli 1899.

daß für die leibliche und geistige Gesundheit des Individuums die angeborene Anlage der bedeutsamste Faktor ist, und daß diese in erster Linie von der Qualität der Erzeuger abhängt. Dem gegenüber treten die nach der Geburt einwirkenden Einflüsse zweifellos an Bedeutung wesentlich zurück. Bei der Gegenüberstellung von Anlage und Erziehung wird aber leicht eine Tatsache übersehen, welche die sie scheinbar völlig trennende Kluft wenigstens an einer Stelle überbrückt, die Tatsache, daß die die Artung des Keimes bestimmenden Eigenschaften der Erzeuger zum großen Teil auch noch bei der Erziehung ihren Einfluß entfalten. Es gilt dies in erster Linie für den Charakter, für die ethischen Qualitäten derselben. Wie diese, d. h. die Anlage zu ihrer Entwicklung, auf den Keim direkt übertragen werden, so kommen sie auch noch bei der Erziehung in dem durch das Leben und Wirken der Eltern gebotenen Vorbild zur Geltung. Ja selbst für die Beschaffenheit des kindlichen Nervensystems greifen Anlage und Erziehung in dieser Hinsicht ineinander über, insofern als pathologische Zustände der Eltern nicht nur durch die Zeugung übertragen werden, sondern auch nach der Geburt unter dem Einfluß der Nachahmung und psychischen Infektion übernommen werden können.

Hier zeigt sich aber auch schon der große Unterschied in dem, was gegenüber den beiden Faktoren an praktischen Maßnahmen geleistet werden kann. Die Anlage und Vererbung wird durch die Beschaffenheit der Erzeuger bestimmt, entzieht sich also nach vollendeter Zuchtwahl jeder fremden Beeinflussung. Die bei der Erziehung wirksamen

Kräfte können aber schon dadurch willkürlich geleitet und umgestaltet werden, daß diese von vornherein oder jederzeit dem Wirkungsbereich der Eltern entzogen und auf Fernstehende übertragen werden kann.

Muß der Erziehung nun überhaupt ein Einfluß auf die Erhaltung und Zerstörung der Nervengesundheit zuerkannt werden, dann greift auch ihre Machtsphäre in die der Anlage und Vererbung direkt hinüber, indem sie an der Aus- und Umbildung der Eigenschaften arbeitet, welche auf die kommende Generation übertragen werden. Es bedarf nur dieses Hinweises, um darzutun, daß gegenüber dem unbeugsamen Walten des Vererbungsgesetzes Resignation doch keineswegs am Platze ist.

Indes weniger diese Erwägungen als die Beobachtungen, die ich als Nervenarzt angestellt habe, haben mir die Überzeugung eingepflanzt, daß die Bedeutung der Erziehung für die Gesundheit des Nervensystems nicht hoch genug veranschlagt werden kann.

Naturgemäß waren es besonders die Fehler, die Mißgriffe derselben, deren Folgen mir unter die Augen traten. Ich konnte mich aber auch der Wahrnehmung nicht verschließen, daß eine gute Erziehung vieles von dem, was durch die Anlage verfehlt wurde, wieder auszugleichen vermag.

---

Das Thema Nervenleiden und Erziehung stellt uns vor eine Reihe von Grundfragen, von denen die wichtigsten die folgenden sind. Inwiefern vermag die Erziehung da, wo die Anlage zur Nervosität bei der Geburt vorhanden ist, die Entfaltung dieses Keimes zu verhüten? Und umgekehrt: Welche

Erziehungsart wird imstande sein, ihn zur üppigen Entwicklung zu bringen? An diese schlösse sich dann die weitere: Können die bei der Erziehung in Wirksamkeit tretenden Mächte auch da, wo eine erbliche Anlage fehlt, die Nervosität direkt hervorbringen?

Wir wollen den Gegenstand jedoch nicht in dieser Weise zergliedern, sondern die Besprechung so gestalten, daß sie auf diese verschiedenen Fragen und Gesichtspunkte zugleich Bezug nimmt. Natürlich läßt sich im engen Rahmen eines Vortrages eine erschöpfende Darstellung des so umfangreichen und mannigfaltigen Materials nicht bieten. Auch wird ihr immer etwas Dilettantisches anhaften, wenn der Vertreter einer Spezialwissenschaft eine in so verschiedene Wissenssphären hinübergreifende Frage behandelt.

Die für die Ernährung und Körperpflege des Säuglings maßgebenden Grundsätze sind in den Lehrbüchern der Kinderheilkunde und in Spezialschriften so oft besprochen worden, und von den letzteren haben einige, wie das bekannte Brücke'sche*) Werk, wegen ihres allgemeinverständlichen Charakters eine so weite Verbreitung im Publikum gefunden, daß ich von einer Erörterung dieses Gegenstandes absehen darf. Die Ernährung bildet aber auch in der auf das Säuglingsalter folgenden Zeit einen so wichtigen Faktor der Erziehung, daß ein paar Bemerkungen am Platze sind. Im Hinblick auf die Erhaltung und Förderung der Nervengesundheit haben sich in un-

---

*) Vgl. die Literaturzusammenstellung am Schlusse dieser Abhandlung.

serer Zeit gewisse Anschauungen Bahn gebrochen, für die auch schon ältere Pädagogen und Ärzte eingetreten waren, ohne jedoch mit ihren Lehren eine tiefgreifende Wirkung zu erzielen. Ich beschränke mich darauf, den Standpunkt zu bezeichnen, den ich selbst in dieser Frage einnehme. Wie sich eine üppige Fleischkost überhaupt nicht für das Kindesalter eignet, so ist eine Beschränkung derselben besonders bei nervösen und nervös veranlagten Kindern am Platze. Das Prinzip der Ernährung mit gemischter Kost unter starker Bevorzugung der Milch, der Milchspeisen und Vegetabilien bewährt sich hier in der Regel am meisten. Die Milch soll durch die ganze Kindheit hindurch einen wesentlichen Bestandteil der Nahrung bilden, während Kaffee, Tee, Gewürze und vor allem alle alkoholartigen Getränke, letztere bis mindestens zur Pubertätszeit, zu vermeiden sind. Die Ernährungsfrage hat auch eine ethische Seite, auf die nachher noch Bezug genommen werden soll.

Es ist allgemein anerkannt, daß die Abhärtung des Körpers und die Stählung der Körperkräfte zu den wirksamsten Schutzmitteln desselben im Kampfe gegen die der Gesundheit feindlichen Mächte gehört und besonders auch für das Nervensystem eine starke Schutzwehr bildet. Wenn die Abhärtungstheorie auch mancherlei Auswüchse gezeitigt hat und mir z. B. nicht wenige Personen begegnet sind, die der unvernünftigen Anwendung des kalten Wassers eine schwere Schädigung ihrer Gesundheit verdankten, so steht es doch fest, daß die frühzeitige Gewöhnung an die verschiedenen Temperaturreize, an die Schwankungen der Witterung nicht nur den Körper widerstandsfähig macht und eine Reihe von Schädlichkeiten wegräumt, die später oft genug zu Krankheitsursachen werden, sondern auch zu dem psychischen Wohlbefinden erheblich beiträgt. Denn die Empfindlichkeit gegen Schwankungen der Außentemperatur und Launen der Witterung erzeugt ein Heer von Unlustgefühlen, die bei Nervösen besonders stark betont sind. Wenn diesem Gesichtspunkt nicht von vornherein Rechnung getragen wird, kann es dahin kommen, daß der Erwachsene sich nur bei einer bestimmten Lufttemperatur wohl fühlt und jede Schwankung nach oben oder unten unangenehm oder selbst peinlich empfindet. Das „Mir ist zu kalt“ und „mir ist zu heiß“, bildet den gewohnten Klageruf dieser Individuen, und diese beiden Extreme der Empfindung liegen bei ihnen so nahe beieinander, daß sie innerhalb einer Stunde, auf einem kurzen Spaziergang u. s. w. von beiden gequält werden können. Durch die Art der Bekleidung, die frühzeitige Anwendung von kalten Waschungen und kühlen Bädern, die Gewöhnung an Spaziergänge bei jeder Witterung und jeder Außentemperatur wird der Ausbildung dieser Empfindlichkeit am sichersten vorgebeugt. Für die mit nervöser Anlage ins Leben tretenden Kinder haben diese Grundsätze volle Gültigkeit. Warnen möchte ich nur vor jeder Übertreibung, und zwar habe ich besonders Gelegenheit gehabt, Mißbräuche in der Hinsicht kennen zu lernen, daß mit dem starken Kältereiz eine zu starke mechanische Erregung durch Anwendung kräftiger Douchen und ähnlicher Prozeduren verbunden wurde. Je jünger und je nervöser das Kind ist, desto weniger sind derartige Eingriffe am Platze.

Die Tatsache, daß es zu den wichtigen Aufgaben der Erziehung gehört, den jungen Körper an Muskeltätigkeit, an Kraftentfaltung zu gewöhnen, wird nicht nur von allen Pädagogen und Ärzten anerkannt, sondern es ist ihre Kenntnis auch tief ins Volksbewußtsein gedrungen, so daß es heute kaum noch notwendig ist, diesen Gegenstand eingehender zu betrachten.*)

Ich begrüße es als Nervenarzt freudig, daß das Interesse und die Begeisterung für alle jene körper-

---

*) Ich halte es auch nicht für meine Aufgabe, die Geschichte dieser Frage hier abzuhandeln. Man kann den Gegenstand aber nicht streifen, ohne wenigstens auf einzelne Etappen derselben hinzuweisen. Die harmonische Ausbildung der Körper- und Geisteskräfte, welche den Hellenen auf eine so hohe Stufe menschlicher Entwicklung emporhob, bildet das Ideal der Erziehung, das, nachdem es lange in Vergessenheit geraten, auch in der neueren Zeit wieder angestrebt wird. Aber es waren doch zunächst nur einzelne Männer, die für dasselbe in die Schranken traten, während die Masse diesen Anschauungen gleichgiltig gegenüberstand. Unter den Pädagogen des vorigen Jahrhunderts haben, wie lange vorher schon Montaigne, Locke und vor allem Rousseau entsprechende Grundsätze entwickelt. Der letztere ist dabei bekanntlich ebenso wie in vielen seiner anderen Erziehungslehren weit über das Ziel hinausgeraten, das wir als das erreichbare und erstrebenswerte betrachten. Basedow, Guts Muths, Pestalozzi u. a. haben dann wesentlich dazu beigetragen, das Interesse für die Leibesübungen im Volke zu wecken und zu fördern. Auch Ärzte, wie Johann Peter Frank und Hufeland warnten vor den Gefahren jener Einseitigkeit, welche über die Pflege des Geistes die Körperkräfte verkümmern läßt. Im Beginn unseres Jahrhunderts begann dann die von Jahn ins Leben gerufene und durch seinen persönlichen Einfluß in weite Kreise getragene turnerische Bewegung. Aber es waren doch in erster Linie patriotische Motive, die diese Strömung hervorriefen, während die hygienischen Gesichts-

lichen Übungen, die stark, gewandt, rüstig, energisch, mutig und widerstandsfähig machen, in unseren Tagen immer mehr erwacht und immer weitere Kreise in Bewegung setzt. Eltern und Erzieher müssen darauf bedacht sein, daß dem heranwachsenden Geschlecht die regelmäßige Bewegung im Freien und die körperliche Übung zu einem imperativen Bedürfnis wird. Unter den verschiedenen, die Gesundheit fördernden und den Körper kräftigenden Formen der Muskeltätigkeit muß ich nächst den Fußwanderungen und dem Turnen den

---

punkte noch lange Zeit in den Hintergrund traten. Es ist das Verdienst Lorinsers, dieser neuen Richtung den ersten wirksamen Impuls gegeben zu haben. In seinem im Jahre 1836 erschienenen Aufsatze: „Zum Schutze der Gesundheit" erhebt er die Forderung, daß der Überspannung der Geisteskräfte in den Schulen durch regelmäßige Leibesübungen entgegengewirkt werde. Während seine Anschauungen und Bestrebungen anfangs auf Widerstand stießen, folgte bald die Zeit, in der sie zur Grundlage gesetzlicher Bestimmungen wurden. Er brachte die Bewegung in Fluß, die bis heute nicht zur Ruhe gekommen ist, und man darf wohl sagen, daß erst in unserer Zeit die Bestrebungen der Pädagogen und Ärzte, welche in der methodischen Ausbildung der Körperkräfte einen der obersten Grundsätze der Erziehungshygiene erblicken, allgemeine Anerkennung und Verwirklichung zu finden angefangen haben. Ich erinnere hier besonders an die Wirksamkeit der Turn-, Ruder- und Alpenvereine, an die rege und ersprießliche Tätigkeit des Vereins für Volks- und Jugendspiele, an die Vorschläge eines Lampe, Finkelnburg, Koch, Dollinger, Bach, Zettler, Euler, Holzer, Haufe, Pauli, Keßler, Schmidt, J. P. Müller und vieler anderer, und schließlich an die Forderungen von Pauli und Kemény, von denen der erstere besondere Lehrer für die physische Erziehung der Jugend und der letztere sogar eine selbständige Abteilung im Unterrichtsministerium für diese verlangt.

ersten Platz einräumen wegen der Mannigfaltigkeit der Leistungen, die es vom Organismus fordert und besonders auch deshalb, weil diese Art der Körperübung Jedem zugänglich ist. Es ist durchaus verkehrt, nervöse Kinder vom Turnen dispensieren zu lassen. Es gibt gewiß Nervenkrankheiten, die die Befreiung vom Turnunterricht oder eine Modifikation desselben erforderlich machen, aber keineswegs gehört die einfache Nervosität dazu.

Daß die Auswüchse des Sports andererseits die physische und psychische Gesundheit gefährden, bedarf keiner besonderen Darlegung. Bezüglich des Nervensystems ist besonders auf den schädigenden Einfluß der Ehrgeiz-Exzesse, zu denen der Sport verleitet, hinzuweisen.

Auch die Gymnastik bedarf der ärztlichen Überwachung: vieles, was sich für gesunde, robuste Naturen eignet, kann dem Schwächling und dem Kranken gefährlich werden. Erfahrungen dieser Art habe ich z. B. mit dem in mancher Hinsicht vortrefflichen „Müllern“ gemacht.

Eine der vornehmsten Aufgaben der Erziehung ist es, Körper und Geist gegen die Eindrücke zu wappnen, welche Schmerzen hervorrufen. Schon bei dem Hinweis auf den Wert der Abhärtung und der Muskeltätigkeit hatten wir diesen Gesichtspunkt ins Auge gefaßt. Aber damit ist diese wichtige Frage doch nur gestreift worden, und sie muß mit festerem Griff angefaßt werden.

Es ist eine auch den Laien geläufige Tatsache, daß die Fähigkeit, Schmerzen zu ertragen, bei den verschiedenen Individuen in überaus wechselndem Grade ausgebildet ist. Der Arzt und der Psychologe weiß auch, daß der Schmerz notwendig ist*), daß es Schmerzen gibt, die als die ersten Signale des Leidens die dem Organismus drohende Gefahr verkünden.

Aber welches Unheil kann die Erziehung anrichten, wenn der Mensch nicht in der Frühe des Lebens auf den Schmerz vorbereitet worden ist, wenn er nicht durch die Schule der Unlustgefühle hindurchgeführt wurde und im reiferen Leben nun jäh und wuchtig von den Hammerschlägen des Schmerzes getroffen wird. Der Knabe, der in der Schule herangebildet wird, lernt im Verkehr mit seinen Altersgenossen im Spiel und Ernst die Angriffe des Schmerzes kennen. Und nichts ist verkehrter, als ihn vor diesen kleinen Leiden bewahren zu wollen.

Wir Ärzte sehen das an den zarten, in der Einsamkeit unter ängstlicher Obhut aufgewachsenen Jünglingen, weit häufiger aber bei Mädchen und Frauen, daß sie gegen die unbedeutendsten Schmerzen widerstandslos sind und durch sie niedergeworfen werden. Die Furcht vor einem an sich geringfügigen Körperschmerz hat unter diesen Verhältnissen nicht selten zu Entschlüssen und Handlungen gedrängt, die eine schwere Schädigung der Gesundheit heraufführten oder selbst das Leben in Gefahr brachten. Bemerkenswert ist auch die zunächst paradox erscheinende Tatsache, daß manche dieser Individuen einen großen, mächtigen Schmerz, z. B. den der Wehen standhaft ertragen, während ein leiser Schlag, Stoß oder Druck für sie die Quelle

*) „But grief should be the instructor of the wise, Sorrow is Knowledge" heißt es in Byrons Manfred.

heftiger und oft lange andauernder Schmerzen bildet. Von der Rolle, welche die Vorstellung bei dieser Art von Empfindlichkeit spielt, soll hier zunächst abgesehen werden.*)

Der pädagogische Wert der Leibesübungen, besonders des Turnens, Fechtens, Ringens u. dgl. kommt auch hier zur Geltung. Und wenn ich auch nicht einer Gymnastik der leichten Körperverletzungen das Wort reden will, so sehe ich doch in dieser mehr akzidentellen Bedeutung der Gymnastik ein wesentliches Förderungsmittel der Erziehung.

Wir müssen den Begriff des Schmerzes aber zu dem der Unlustgefühle erweitern. Durch die frühzeitige Gewöhnung an mancherlei Reize, welche diese auszulösen geeignet sind, legen wir den Grundstein zu dem Wohlbefinden und Glück der Jahre der Lebensreife. Ein Teil dieser Unlustgefühle geht von den Sinnesorganen aus. Sie sind zunächst insoweit zu bekämpfen, als sie auf eine krankhaft gesteigerte Empfindlichkeit hinweisen. Es gibt z. B. nervöse Kinder, bei denen die Brechneigung durch die mannigfaltigsten und geringfügigsten Reize, welche die Geruchs- und Geschmackssphäre treffen, ausgelöst wird. Bei andern wirkt jede Gemütserregung in diesem Sinne. Hier läßt sich durch Gewöhnung, durch psychische und physische Einflüsse, welche kräftigend auf die entsprechenden Hemmungsapparate wirken, viel erreichen.

---

*) Es gibt nämlich eine ausgesprochen krankhafte Form der Schmerzfurcht — eine Algophobie, wie man sie nennen kann, — die nach einigen Erfahrungen, die ich mit Nervenleidenden dieser Art gemacht habe, zu den traurigsten Konsequenzen führen kann.

Bezüglich des Geschmacks ist der Natur des Kindesalters allerdings insoweit Rechnung zu tragen, als die intensiven Reize des Sauern, Bittern und Salzigen ihr widerstreben, im übrigen sind aber der individuellen Neigung und Abneigung keine wesentlichen Konzessionen zu machen.

Häufiger und quälender sind die Unlustgefühle, die von der akustischen und optischen Sphäre ausgehen. Ich will auch hier nur Einzelnes herausgreifen. Ich habe viele Nervöse behandelt, bei denen die Empfindlichkeit gegen Geräusche das Kardinalsymptom des Leidens bildete und einen solchen Grad erreichte, daß das Leben zu einer Qual wurde. Gewiß war bei einem Teil dieser Leidenden das Übel ein erworbenes. Oft ließ sich aber feststellen, daß eine krankhafte Empfindlichkeit gegen Gehörsreize immer vorhanden und das Bestreben, sich gegen Geräusche abzuschließen, schon in der Kindheit*) ausgesprochen war, eine Neigung, die von den ebenso empfindlichen Eltern gepflegt und gefördert wurde. Dabei handelt es sich durchaus nicht etwa nur um Geräusche, die auch dem Gesunden unangenehm sind, sondern um akustische Reize, die überhaupt keinen Eindruck auf ihn machen oder gar Lustgefühle bei ihm wecken.

*) Das gesunde Kind ist (ebenso wie der Wilde) gegen Geräusche nicht empfindlich, jedenfalls weit weniger empfindlich als der gesunde Erwachsene. Man denke nur an das Wohlgefallen, welches Kinder an den Geräuschen haben, die durch die verschiedenartigen Spielzeuge hervorgebracht werden. Bei dem Erwachsenen — wenigstens gilt dies für den Kulturmenschen — erzeugen Geräusche Unlustgefühle. Aber schon in der Breite der Gesundheit sind die individuellen Unterschiede in der Empfindlichkeit gegen diese Reize sehr bedeutende.

Von der Musik sehe ich ganz ab, da hier eine Reihe verschiedenartiger Momente in Wirksamkeit treten, die die psychologische Analyse erschweren. Ich kenne aber Nervöse, für die es eine unerträgliche Pein ist, sich an einem Strome, am Meere, in der Nähe eines Gebirgsbaches aufzuhalten, weil die entsprechenden Gehörseindrücke unangenehm von ihnen empfunden werden, sie unruhig machen und ihnen den Schlaf rauben.

Die Ausbildung dieser Empfindlichkeit kann unseres Erachtens durch die Erziehung verhütet werden. G r o h m a n n macht die feine und im ganzen zutreffende Bermerkung, daß sie gewöhnlich nicht für die Reize vorhanden oder weniger ausgesprochen ist, die der Betreffende selbst erzeugt, und daß sich gerade dieser Umstand therapeutisch — und wie ich meine, mehr noch erzieherisch — verwerten lasse durch die Gewöhnung an eine geräuschvolle Arbeit, z. B. die Tischlerei, die der Betreffende selbst auszuführen hat.

Es gibt bekanntlich gesunde Personen, die darunter zu leiden haben, daß sie beim Blick in die Tiefe, in den gähnenden Abgrund von S c h w i n d e l ergriffen werden. Diese Schwindelempfindung ist eine physiologische. Zu einem Krankheitssymptom, das ihnen nicht nur manchen Lebensgenuß verkümmert, sondern auch wirkliche Qualen bereitet, kann die Erscheinung bei Nervösen werden, indem der Aufenthalt auf einer Brücke, einem Aussichtsturm, einem Balkon, ja der Blick aus dem Fenster einer oberen Etage Schwindelempfindungen bei ihnen auslöst. Dieser Höhenschwindel bildet freilich häufig ein erworbenes Leiden, aber durch frühzeitige Gewöhnung des Auges an die wechselnden Höhen- und Tiefendimensionen und durch die rechtzeitige konsequente Bekämpfung der durch diese Eindrücke geweckten Unlustgefühle wird der Entstehung desselben doch am sichersten vorgebeugt.

Wir nähern uns damit dem Problem der Erziehung, das von vielen Pädagogen in den Vordergrund gestellt wird und auch bei der Entwicklung der neurologisch-pädagogischen Grundsätze nicht genug gewürdigt werden kann: ich meine die Ausbildung der Kräfte und Eigenschaften, welche bei der Beherrschung der Affekte in Wirksamkeit treten.

Daß starke Gemütsbewegungen Nervenleiden hervorrufen können und sehr häufig ihre Ursache bilden, ist eine feststehende Tatsache. Starke Schwankungen des Stimmungslebens bilden andererseits eines der wichtigsten und häufigsten Merkmale der Nervosität, und die abnorme Erregbarkeit des Gemütes ist die nie versiegende Quelle, aus der ein großer Teil ihrer Beschwerden seinen Ursprung herleitet. Endlich stellt sie auch im Kampfe gegen die Nervosität eine Macht dar, an der alle Heilbestrebungen scheitern können. Der Erziehung, welche gegen die Nervosität wappnen und ihre Keime vernichten soll, fällt also die Aufgabe zu, die Seelenkräfte zu wecken und auszubilden, die die Affekte zügeln und die überschäumenden in ihr Strombett zurückleiten. Ich habe in meinem Lehrbuch der Nervenkrankheiten die Meinung ausgesprochen, daß man es durch skrupulöse Selbsterziehung dahin bringen könne, die Stimmung, solange nicht starke Erschütterungen einwirken, in einer mittleren Gleichgewichtslage zu erhalten. Es gehöre dazu eine straffe Selbstüberwachung und der Vorsatz, an Stelle der Gemütsbewegung die Betätigung des Willens, an Stelle des haftenden Mitleides die Hilfeleistung, an Stelle der Verzweiflung die befreiende, entlastende Tat etc. zu setzen. Besonders sei die Empfindung des Ärgers*) im Keime zu ersticken durch Gegenvorstellungen, die der Nervöse stets in Bereitschaft halten müsse und durch mächtig ablenkende Willensakte.

Man darf das nicht so verstehen, als ob ich die Entladungen im Sinne habe, die durch den Affekt direkt hervorgerufen werden. Freilich hat diese Art des „Abreagierens" in der Regel einen wohltätigen Einfluß auf das Nervensystem und ist dem Haften des Affekts, dem Fortglimmen der inneren Erregung vorzuziehen. Aber einmal haben die durch diesen direkt ausgelösten Bewegungen und Vorgänge keineswegs immer einen gefühlshemmenden Einfluß, sondern können sogar verstärkend, erhaltend und verlängernd auf das ursprüngliche Gefühl zurückwirken (Ziegler, Wundt u. a.), andererseits führt auch die Erwägung, daß der Einfluß der Affekte auf die motorische, vasomotorische, sekretorische u. s. w. Sphäre bei der Nervosität (bezw. Hysterie) an und für sich gesteigert ist, und daß eine Reihe der schwersten Symptome gerade dieser Verknüpfung ihren Ursprung verdankt**), zu

*) Ziegler rechnet den Ärger zu den asthenischen Affekten und bezeichnet ihn als zweck- und vernunftlos, schwächlich und kläglich. Und doch, sagt er weiter, ärgern wir uns so oft, weil wir schwächliche Gesellen sind und uns von der Kultur den machtvollen Affekt des Zornes haben verbieten lassen.

**) Ich erinnere Sie daran, daß die ungehemmte motorische Reaktion sich bei Nervösen zu Muskelzuckungen und Krämpfen steigern kann, daß der Tränenapparat bei ihnen häufig durch die unbedeutendsten Reize in Tätigkeit gesetzt wird, daß das Erröten vor Scham und Verlegenheit zu einem quälenden Krankheitssymptom werden kann u. s. w.

der Erkenntnis, daß in dieser Reaktion das Heil nicht erblickt werden kann. Das erstrebenswerte Ziel ist vielmehr die Erlangung der Fähigkeit, im Affekt Vorstellungen in sich zu erwecken, die mit entgegengesetzten Gefühlstönen verknüpft sind und bewußte, Überlegung fordernde Handlungen auszuführen. Es liegt im Wesen des Affektes begründet — da er uns überrascht und die Fähigkeit zur Entschließung und Überlegung zunächst hemmt —, daß es des Kampfes und der Übung bedarf, um zu diesem Ziel zu gelangen.

Wenn ich nun der Ansicht bin, daß auch der reife Mensch in dieser Hinsicht durch Selbstzucht noch viel erreichen kann, so ist doch zweifellos das Hauptgewicht auf die Ausbildung dieser Fähigkeit in den Jahren der Erziehung zu legen.

Es gibt kaum einen verkehrteren Weg, als den von einzelnen Neurologen, wie Levillain, empfohlenen, welche die Hygiene des Nervensystems in dem Prinzip gipfeln lassen, von dem Nervösen alles, was das Gemüt in Aufruhr bringt, ja was es überhaupt in Bewegung zu setzen vermag, fernzuhalten. Eine Erziehung im Sinne der Buddha- oder Siddhârtha-Sage, welche dem Aufwachsenden selbst den Anblick des Leides entziehen und ihn der Sphäre des Kummers und Seelenschmerzes gänzlich entrücken will, muß ihn unfähig zum Lebenskampfe und vor allem wehrlos gegen die seinem Nervensystem drohenden Angriffe machen.

Wieviel richtiger ist da z. B. der Standpunkt Ziehens, der selbst in der Behandlung der ausgebildeten Nervosität die Gelegenheit zu kleinen Affektausbrüchen willkürlich herbeiführen, also eine Art von Affektgymnastik anwenden will, um die entsprechenden Hemmungsapparate auszubilden.

Der Zögling soll nach unserem Ermessen die ganze Stufenleiter der Unlustgefühle kennen lernen und dabei die Fähigkeit erlangen, seiner Stimmungen schnell Herr zu werden und sich nicht „ohne großen Gegenstand zu regen“, d. h. das Maß der Erregung in das richtige Verhältnis zur Größe des Reizes zu bringen.

Der Erzieher darf es nicht dulden, daß sich ein Schmerz bei seinem Zögling einnistet, d. h. eine dem Charakter der Ursache nicht adäquate Dauer erlangt. Vor allem darf er die Spielarten des Schmerzes, die als Groll, Verbitterung und diejenigen Formen ihrer Äußerung, die als Murren, Schmollen u. s. w. bezeichnet werden, nicht aufkommen lassen. Er halte ihn auch dazu an, sich stets auszusprechen, um den Übergang des Unlustgefühls in die Unlust-Stimmung nach Möglichkeit zu verhüten.

Lassen Sie uns eine andere Erscheinung dieser Art herausgreifen, welche in das Gebiet der Erziehungshygiene fällt: die abnorme Schreckhaftigkeit.

Sie bildet eines der konstantesten Zeichen der angeborenen Nervosität und kann so stark entwickelt sein und so tief und fest in der Anlage wurzeln, daß alle Bemühungen, sie zu beeinflussen, fruchtlos sind. Oft bewährt sich aber auch hier eine Art von Gymnastik, durch welche das Kind gewöhnt wird, plötzlich einwirkende Sinneseindrücke, insbesondere Geräusche, ohne Unlustgefühle und ohne Reflexbewegungen zu ertragen. Man geht von schwachen, aber plötzlich einsetzenden und das Individuum unvorbereitet treffenden Sinnesreizen aus, die allmählich verstärkt werden. Daneben läßt man stärkere einwirken, auf welche das Kind vorbereitet ist. Natürlich handelt es sich da um Maßnahmen, die vom Arzt bezw. unter ärztlicher Anleitung ausgeführt werden müssen. Unter der Bezeichnung „Hemmungstherapie" habe ich diese und verwandte Maßnahmen an einer anderen Stelle etwas ausführlicher geschildert. Für den Kundigen bedarf es auch nur dieser Andeutung, um sich die Methoden selbst auszubilden.

Daß Jähzorn, Eigensinn, Trotz u. s. w. schon in der frühen Kindheit sich regen und nicht früh genug ausgerottet werden können, ist bekannt. Wenn Eltern ihren Kindern das Recht gewähren, bei kleinsten Anlässen zu schreien, aufzubrausen, sich puterrot zu färben, die Fäuste zu ballen u. s. w., so heißt das, sie schlecht auf den Kampf gegen die Affekte vorbereiten. Alle Einlullungsmethoden sind hier zu vermeiden, während die schon von Rousseau empfohlene und in unseren Tagen von Bruns, Fürstner u. a. (besonders für die Behandlung hysterischer Zustände bei Kindern) wieder befürwortete „zweckbewußte Vernachlässigung" ein wirksames Mittel ist, in der Regel auch wirksamer als Drohungen und körperliche Strafen. Ich bin aber nicht der Meinung, daß man auf die letzteren immer verzichten kann. Wo die andern Maßnahmen der Zucht nicht zum Ziele führen, muß die Furcht vor der Strafe den Motiven, welche das Handeln des Kindes bestimmen, eingereiht werden. Freilich ist bei nervösen Kindern vor jeder Forzierung dieses Mittels zu warnen, denn ebenso wie Binswanger u. a. sah auch ich bei ihnen im Anschluß an körperliche Züchtigungen gewaltsamer Art schwere Nervenzufälle auftreten.

Auch die aus dem Unlustgefühl der Angst, der Furcht vor dem Alleinsein, dem Aufenthalt im

Dunkeln, der Gewitterfurcht etc. erwachsenden Qualen und Nervenleiden müssen durch entsprechende Erziehungsgrundsätze an der Wurzel angefaßt werden.

Eins kann freilich nicht genug betont werden, daß alle Erscheinungen auf dem Gebiete des Affektlebens, welche den Ausfluß eines bereits ausgebildeten Leidens, einer Psychose, Neurose oder gar einer materiellen Hirnkrankheit*) bilden, richtig erkannt und gedeutet werden müssen und nur unter der Kontrolle eines sachkundigen Arztes zum Gegenstand der pädagogischen Behandlung gemacht werden dürfen. Die Verkennung der Psychosen, der durch krankhafte Seelenzustände verursachten Unruhe, Zerstreutheit und Unfähigkeit zur Apperzeption, des beginnenden Veitstanzes, der Tics und Zwangsvorstellungen etc. hat schon oft zu verfehlten und gefährlichen Maßnahmen geführt. Es ist sogar die Regel, daß der Veitstanz und die Tics zunächst als „schlechte Gewohnheiten und Ungezogenheiten“ beurteilt und behandelt werden, bis das Strafen sich als nutzlos erwiesen hat und die krankhafte Natur in überzeugender Deutlichkeit zum Vorschein kommt. Hoffentlich wird es den Schulärzten gelingen, derartige Mißgriffe künftig mehr und mehr zu verhüten.

---

B e i s p i e l und N a c h a h m u n g sind für die Entwicklung des kindlichen Nervensystems von so großer Bedeutung, daß die Sinneseindrücke und Im-

*) Ein hoher Grad von Schreckhaftigkeit kommt z. B. bei einer Form der angeborenen oder früh erworbenen Hirnkrankheiten vor, die als Diplegie bezeichnet wird.

pulse, die der Zögling aus seiner Umgebung empfängt, nicht sorgfältig genug überwacht werden können. Die passive Erziehung, d. h. das Beispiel, das zunächst die Eltern und ihre Vertreter (also auch die Amme und das Kindermädchen), später der sich erweiternde Kreis der Nahestehenden dem Kinde durch ihre eigene Art, zu denken, fühlen und handeln, geben, ist von so großem Einflusse, daß dagegen die Wirksamkeit der aktiven, intendierten Erziehung in den Hintergrund tritt.

Für unsere Zwecke hat diese Tatsache in mehrfacher Hinsicht Bedeutung und eine um so größere, als der Nachahmungstrieb bei neuropathischen Kindern ein gesteigerter ist. Es steht fest, daß krankhafte Vorgänge nervöser Natur, die sich unter den Augen des Kindes abspielen, überaus leicht durch Nachahmung von ihm übernommen werden. Besonders sind es die hysterischen Zustände, die sich gerade auf diesem Wege häufig von der Mutter oder einem der anderen Angehörigen auf das Kind übertragen. Kann es im Elternhause nicht vor diesen Eindrücken bewahrt bleiben, so muß es unter fremde Obhut gebracht werden. Daß auch Geistesstörungen auf diesem Wege zuweilen übertragen werden. ist eine den Psychiatern bekannte Tatsache.

Auch die sich auf das Leiden beziehenden Klagen und Stoßseufzer, die in das kindliche Ohr dringen, können eine ähnliche Wirkung entfalten.

Starke Affektäußerungen, welche das Kind bei den Eltern, Geschwistern und allen denen, die an seiner Erziehung beteiligt sind. beobachtet, züchten auch bei ihm die Neigung zu derartigen

Entladungen und leisten damit der Entstehung der Nervosität Vorschub.

Die Laster der Eltern und Erzieher, die sich fast immer schlecht verbergen lassen, sind von unheilvoller Bedeutung für die moralische und damit auch für die gesundheitliche Entwicklung des Kindes. Wieviel Unglück die Trunksucht des Vaters oder gar die der Mutter in dieser Hinsicht anzurichten vermag, bedarf keiner Auseinandersetzung. Das Gleiche gilt für die sexuellen Verirrungen, die auch dann, wenn dem Kinde Begriff und Verständnis für sie noch völlig abgeht, eine tiefe, nachhaltige Wirkung auf das Seelenleben ausüben und noch nach vielen Jahren in den festhaftenden Erinnerungsbildern einen verderblichen Einfluß entwickeln können.

Alles das hat eine um so höhere Bedeutung, als das Glück des Familienlebens, das für die gedeihliche Entwicklung des kindlichen Nervensystems von höchstem Werte ist, durch diese Laster zerstört wird. Der eheliche Unfriede, ja schon das glücklose Zusammenleben in der Ehe fördert die Entstehung der Nervosität bei den Kindern. Der ungünstige Einfluß der Ehescheidung ist danach ohne weiteres verständlich. Ich darf ferner die Tatsache nicht unerwähnt lassen, wenn ich sie auch gewiß nicht verallgemeinere und nicht einmal statistisch zu belegen im stande bin, daß ich unter den Sprößlingen von Mischehen, besonders Ehen zwischen Christen und Juden, auffallend viel Nervöse und im psychiatrischen Sinne Entartete gefunden habe.

Unehelich geborene Kinder haben nicht nur unter der sozialen Brandmarkung, sondern auch darunter zu leiden, daß sie in der Regel den heilsamen Einfluß des Familienlebens entbehren.*)

Die Bedeutung des letzteren für die ethische Entwickelung des Kindes ist so oft und namentlich auch wieder in dem Naturevangelium der Erziehung, wie Goethe den Emil Rousseaus nannte, gewürdigt worden, daß ich mich auf diesen Hinweis beschränken kann. Auch in den Briefen über Berliner Erziehung finden Sie vortreffliche Bemerkungen über diesen Gegenstand. Schon vor drei Dezennien klagt der anonyme Verfasser dieser Briefe darüber, daß das Familienleben in der Großstadt mehr und mehr an Gehalt, Tiefe und Innerlichkeit verliere, und daß die Veräußerlichung desselben dem kommenden Geschlecht zum Verderben gereichen würde.

---

Auf Fehler und Mißgriffe der Erziehung haben unsere Betrachtungen schon wiederholt Bezug genommen. Es scheint mir da aber noch erforderlich, der Gefahren Erwähnung zu tun, welche eine schlaffe, weichliche, überzärtliche Erziehung dem kindlichen Nervensystem bringt. Man hat als Arzt sehr oft Gelegenheit, zu beobachten, welch unheilbaren Schaden einsichtslose Eltern durch das überströmende Maß ihrer manifesten Liebe ihren Kindern an Leib und Seele zufügen. Ich sehe es gar häufig, wie Kinder, die unter dieser Bedingung aufwachsen, denen die Eltern jeden Wunsch erfüllen, jeder ihrer Launen nachgebend, sie mit

*) Auf die starke Vertretung der unehelich Geborenen und elternlosen Individuen unter den Verbrechern ist wiederholt, so von Koblinski, Sichart, Mönkemöller u. a. hingewiesen worden.

Zärtlichkeit und Fürsorge überschüttend, nicht nur schlecht erzogen, sondern früh nervenkrank werden, und wie ihnen dann, solange sie unter der elterlichen Obhut bleiben, überhaupt nicht, und wenn sie endlich nach langen Kämpfen ihr entzogen werden, nur selten noch zu helfen ist, weil das Leiden in ihrer Natur zu fest Wurzel gefaßt hat. Man muß eine solche Mutter im Verkehr mit ihrem Kinde und namentlich bei leichten Gesundheitsstörungen desselben beobachtet haben, um die unheilvolle Wirkung, den ganzen Fluch einer derartigen Erziehung zu begreifen. Oft ist mir dabei das freilich in einem anderen Sinne gedachte Wort Leopardis eingefallen: Oimè, se quest' é amor, com' ei travaglia! Wehe, wenn dies Liebe ist, wie quält die Liebe —, d. h. welche Qualen wird sie dem Kinde noch in künftigen Jahren bereiten!

Ein Laie, der mit reicher Erfahrung eine glänzende Beobachtungsgabe verbindet, der Ingenieur Grohmann in Zürich, hat es ausgesprochen, wie wünschenswert es zuweilen wäre, wenn wir mit dem uns überwiesenen Nervenkranken zugleich die oft weit unvernünftigeren Angehörigen in Behandlung nehmen könnten.

Einen besonders ungünstigen Einfluß hat es, wenn die Besorgnis, welche die Eltern für die Gesundheit ihrer Kinder hegen, in demselben Maße übertrieben und zur Schau gestellt wird wie ihre Zärtlichkeit, so daß jedes Wort, jeder Blick ihre ängstliche Fürsorge verrät. Naturgemäß teilt sich die Angst den Kindern mit und sie werden systematisch zur krankhaften Selbstbeobachtung, aus der die Hypochondrie und Hysterie ihren Ursprung herleiten, angehalten.

Die nachteilige Wirkung der Kindervergötterung, die von seiten der Pädagogen genügend gewürdigt ist, macht sich auch dem Nervenarzt fühlbar. Aber sie ist ja mit den Erziehungsmißgriffen, die ich schon anführte, in der Regel so eng verbunden, daß ich von einer speziellen Betrachtung ihrer Gefahren absehen kann. Besonders warnen möchte ich nur vor der Überschätzung poetischer und musikalischer Kunstfertigkeiten, hinter denen nur zu selten etwas Tüchtiges steckt. Es ist kaum glaublich, zu welchen Mißgriffen sich die verblendeten Eltern in ihrer Eitelkeit oft hinreißen lassen.

Man sollte meinen, daß für die übertriebene Nachsicht und Milde, für die Überschwänglichkeit der Liebe, die von einem der Eltern ausgeht, die Strenge des andern einen glücklichen Ausgleich schaffe. Die Erfahrung lehrt jedoch, daß zu große Gegensätze ebenso wie eine wetterwendische Erziehung vom Übel sind.

Nervöse Kinder sollen straff und konsequent, aber deshalb keineswegs lieblos und rigoros erzogen werden. sie müssen sich vor allem früh an Subordination gewöhnen, aber dabei gereicht es ihrer gesundheitlichen Entwicklung nur zum Vorteil, wenn der Geist des Hauses ein heiterer ist und sie selbst zum Frohsinn angehalten werden. Autorität und Liebe sind von Herbart schon als die beiden Grundelemente der Erziehung („der Kinderregierung“) betrachtet worden.

---

Man könnte bei oberflächlicher Betrachtung der Vorstellung Raum geben, daß die pädagogischen Grundsätze mit den neurologisch-pädagogischen insoweit nicht übereinstimmen, als die Ausbildung und Vertiefung des Gemütslebens, die als ein erstrebenswertes Ziel der Erziehung betrachtet wird, der Erhaltung der Nervengesundheit nicht förderlich, daß es im Interesse derselben vielmehr ratsam sei, alle Regungen und Äußerungen des Gemütes zu ersticken und eine matter of fact-Erziehung einzuleiten, wie sie uns Dickens in seinen Hard times so meisterhaft geschildert hat. Diese Anschauung halte ich nicht nur auf Grund theoretischer Erwägungen, sondern im Hinblick auf die traurigen Erfahrungen, die ich mit den Opfern derartiger Prinzipien gemacht habe, für eine durchaus irrige. Der individuellen Anlage ist hier in erster Linie Rechnung zu tragen. Es gibt neuropathische Kinder mit so reich entwickelten Gemütsanlagen, daß die Erziehung diesen sich spontan so üppig entfaltenden und überall Nahrung findenden Trieben nicht zu Hilfe zu kommen braucht. Ja, hier ist es oft erforderlich, das Interesse energisch nach der Seite des Konkreten, Realen und Praktischen abzulenken. Besonders ist jeder Hang zur Sentimentalität im Keim zu ersticken und energisch darauf zu halten, daß ein klares, logisches Denken das Walten der Phantasie in bestimmten Schranken erhält.

Aber ich habe nicht den Eindruck, daß in unserer Zeit der Entfaltung und Vertiefung des Gemütslebens ein zu reiches Maß von Fürsorge zugewandt wird. Weit mehr habe ich nach den in der Klientel der Großstadt gesammelten Erfahrungen das Gegenteil zu beklagen.

In weiten Kreisen wird als das vornehmste oder selbst als das einzige Ziel der Erziehung die Erwerbung von Kenntnissen und Wissen betrachtet. Vor allem wird Kenntnis von Tatsachen, jene Macht und Fülle des Wissens, welche den Menschengeist mit dem Inhalt eines Konversationslexikons bevölkert, verlangt. Gewiß braucht der moderne Mensch im Lebenskampf vor allem ein tüchtiges Wissen und Können, Umsicht, Erfahrung und Gewandtheit. Aber für die Gesundheit seiner Seele und seines Leibes kommt er mit diesem Besitz nicht aus. Kennen Sie die einleitenden Worte des zitierten Dickens'schen Romanes? Sie lauten so: Now, what I want, is Facts. Teach these boys and girls nothing but Facts. Facts alone are wanted in life. Plant nothing else, and root out everything else etc.

Da sieht man denn Mädchen und Frauen, für die der Begriff der Erbauung, Rührung, Begeisterung etwas Fremdes, Unfaßbares ist, die für diese Regungen, wo sie ihnen bei anderen begegnen, ein überlegenes Lächeln haben. Naturgemäß fehlt ihnen auch Sinn und Verständnis für den echten Humor, und was weit mehr zu beklagen ist: jede Empfänglichkeit für das Schöne, Große, Erhabene in der Natur und Kunst.

Sie denken vielleicht, daß die Klage über diesen Mangel hier in einer Abhandlung über Nervenleiden und Erziehung nicht am rechten Orte sei. Aber es sind Erfahrungen, die ich in meiner Praxis gemacht habe und Erscheinungen, die ich als Arzt zu beklagen hatte, an denen auch meine Heilbestrebungen nicht selten gescheitert sind, die mich diese Klage anstimmen lassen. Wie oft ist meinem Verlangen, daß der Patient aus dem engen Kreis seiner Selbstbetrachtung und persönlichen Angelegenheiten, in den er ganz eingepfercht war, und aus dem weiteren seiner Familien-, Gesellschafts- und Berufspflichten heraustreten solle, der Einwand entgegengesetzt worden: Ja, wenn ich diese Anregung nicht habe, muß ich auf trübe Gedanken kommen, da alles andere kein Interesse für mich hat.

Man könnte, wie ich schon andeutete, einwenden, daß dieser Mangel vom hygienischen Standpunkt aus ein Vorzug sei, daß das zur Nervosität veranlagte Individuum um so besser daran sei, je weniger sein Gefühl aufgerührt würde; daß das

Sei gefühllos!
Ein leichtbewegtes Herz
Ist ein elend Gut
Auf der wankenden Erde.

vor allem an den Nervösen gerichtet sei.

Wenn ich vorhin auch dem Kampf gegen die Affekte das Wort geredet habe, so hoffe ich doch, nicht so mißverstanden zu werden, als ob ich in der Gefühllosigkeit den Schutz gegen die Nervosität und das Heil der Nervösen erblicke. So richtig es ist, daß eine gewisse Weichlichkeit und Rührseligkeit zu den Eigenschaften vieler Nervösen gehört, und daß die mit dieser ausgestatteten Individuen eine Disposition zur Nervosität besitzen, so irrtümlich würde es sein, anzunehmen, daß die Gemütskälte oder gar die Gemütsroheit einen Schutz gegen die Nervosität bilde. Ich hege vielmehr die Überzeugung, daß die Vernachlässigung des Gefühlslebens in der modernen Erziehung — wenigstens in der Großstadt-Erziehung scheint es mir vielfach so zu sein — einen erheblichen Anteil an der Förderung der Nervosität hat. Das Fehlen aller höheren und tieferen Interessen, der Mangel an

Glauben, an Sinn für Natur und Kunst erzeugt eine Öde und Leere im Geistesleben, die sich mit der Gesundheit des Nervensystems, vor allem bei bestehender Anlage zur Erkrankung, für die Dauer nicht verträgt, selbst dann nicht immer verträgt, wenn durch intensive Berufsarbeit ein mächtiges Äquivalent geschaffen wird. Immerhin hat der durch seinen Beruf gefesselte Mann unter diesem Mangel weniger zu leiden als das Weib der besitzenden Gesellschaftsklassen. Erziehung zum Müßiggang ist unter diesen Verhältnissen Erziehung zur Nervosität. Ich muß freilich zugeben, daß in den letzten Jahren durch die wachsende Teilnahme der Frauen und Mädchen an den bis da den Männern vorbehaltenen Berufen sowie an allen Wohlfahrtsbestrebungen, an der sozialen Hilfsarbeit vieles besser zu werden begonnen hat.

Der weitere Einwand, den man mir machen könnte, daß der beklagte Mangel nicht ein Produkt der Erziehung sei, sondern ausschließlich der Anlage und Vererbung entstamme, ist kein ganz zutreffender. Wenn die Entwickelung dieser Eigenschaften auch in erster Linie von der Veranlagung und dem Wesen der Erzeuger abhängt, so kann doch zweifellos durch die Erziehung viel gefördert und mehr noch gehemmt und unterdrückt werden. Ich brauche Sie nur daran zu erinnern, wie ungünstig der Sinn für Natur, die Eindrucksfähigkeit für das Schöne und Große überhaupt, dadurch beeinflußt wird, daß Kinder in ihrem ersten Lebensdezennium an den Erholungs- und Vergnügungsreisen der Eltern teilnehmen, Meer und Gebirge, Städte und Länder in einer Lebenszeit kennen lernen, in denen das „ästhetische“ Empfinden und

Verständnis noch nicht erwacht ist, so daß, wenn sie herangewachsen sind, für sie nichts mehr den Reiz des Neuen hat, und all die erhebenden Eindrücke, die der Mensch empfängt, wenn er in den Jahren der Reife den Zauber und die Gewalt der Natur auf sich einwirken läßt, für sie verloren gehen.

Es gehört zu den obersten Prinzipien der Erziehung, daß Reiz und Genuß zur rechten Zeit geboten und der Empfänglichkeit des Alters angepaßt werden. Nur so kann der heute so verbreiteten Blasiertheit, auch einem Feinde der Nervengesundheit, entgegengewirkt werden.

Aus demselben Grunde und aus andern noch zu erörternden Gründen ist es zu widerraten, Kinder in Museen, Galerien und Theater zu führen.

Wenn man doch den Kindern ihre Kindlichkeit, das köstlichste Gut, das sie besitzen, so lange wie möglich erhalten wollte! Es ist ein Frevel an der Natur, ein Raub am Menschenrecht und Menschenglück, wenn das Individuum in den Jahren der Kindheit dazu angehalten wird, sich wie ein Erwachsener zu geberden, zu denken und zu fühlen. Das muß sich strafen und nicht zum wenigsten straft es sich am Nervensystem, ja dieses hat unter den traurigen Folgen einer derartigen Mißerziehung am meisten zu leiden. Um so mehr, als die Natur des neuropathischen Kindes an und für sich häufig zu einer vorzeitigen, überstürzten Entwickelung, zur Frühreife drängt. Ich empfehle also gerade bei diesen ein möglichst langes Hinausschieben der intellektuellen Reife, ein langes Festhalten an den Anschauungen, Freuden, Gewohnheiten, an der

Naivetät und Anspruchslosigkeit der Kindheit. Die arme Kunst, sich künstlich zu betragen, lernen sie immer noch früh genug.

---

Auf Grund meiner ärztlichen Erfahrungen und in Ansehung derselben habe ich auch den Mangel an Glauben zu den beklagenswerten Eigenschaften gerechnet. Und Sie dürfen es keinen Augenblick vergessen, daß ich hier nur als ärztlicher Beobachter und Referent vor Sie trete und mir keinen andern Beruf anmaße. Es scheint mir, und es haben sich auch andere, z. B. Möbius, in dem Sinne ausgesprochen, als ob die Religion im Kampfe gegen die das Nervensystem feindlich bedrängenden Mächte einen starken, wenn auch keineswegs sicheren, Halt gewähre. Zunächst schützt ein strenges Festhalten am Sittengesetz — für das aber der positive Glaube keineswegs eine notwendige Vorbedingung bildet — vor vielen der Ausschweifungen, die das Nervenwohl beeinträchtigen. Fast ebenso hoch schlage ich das andere Moment an, daß ein starker und fester Glaube vor den großen Gemütserschütterungen bewahrt, die die Wechselfälle des Lebens bei den diesen Halt und Haft Entbehrenden hervorrufen. Schließlich steckt der Wert einer religiösen Erziehung auch in der Nahrung, die sie dem Gemüte zuführt. Das gilt besonders für den Unterricht in der biblischen Geschichte, wenn der Lehrer es versteht, die Erzählungen dem kindlichen Sinn und Gemüt anzupassen. Welch wohltätigen Einfluß ferner in dieser Hinsicht die von und in der Familie gefeierten religiösen Feste ausüben, braucht dem Eingeweihten, mag er auch nur von Kindheitserinnerungen zehren, nicht geschildert zu werden. Aber es darf hier kein unnatürlicher Zwang, kein greller Widerspruch zu der Lebensauffassung der Eltern geschaffen, es darf die Überzeugung nicht der Gewohnheit, nicht unklaren und verschwommenen Gefühlen zum Opfer gebracht werden.

Ich verkenne auch nicht, daß die religiöse Erziehung mancherlei Gefahren für das kindliche Nervensystem in sich birgt. Ich rechne hierher das vorzeitige Erwachen geschlechtlicher Vorstellungen, wie es die Einführung in die Bibel mit sich bringen kann, falls nicht auf die Vermeidung und Ausmerzung der schlüpfrigen Stellen geachtet wird. Die Forderung, für den Unterricht eine Schulbibel zu verwenden, die eine diesem Gesichtspunkt Rechnung tragende Umarbeitung erfahren hat, ist denn auch von seiten der Pädagogen wiederholt erhoben worden (Ziller, M. Schulze, Nohl, Martin u. a.).

Ferner gibt es eine Art von Strenge und Übertreibung in der religiösen Erziehung, in dem Ausmalen der durch Übertretung der Vorschriften erwirkten Strafen, welche das Nervensystem entschieden gefährdet. Ich habe recht oft Kinder und Erwachsene aus Familien, in denen diese Anschauungen gepflegt wurden, in denen der Geist des Hauses ein in dieser Beziehung finsterer war, an Nervenkrankheiten behandelt, die aus religiösen Skrupeln emporgewachsen waren. Finkelnburg hat noch schlimmere Erfahrungen auf diesem Gebiete gemacht. Schließlich liegt eine Gefahr in der Zwittererziehung, welche dadurch zustande kommt, daß die religiösen Anschauungen und Grundsätze, welche durch Schule und Kirche in die kindliche Seele gepflanzt werden, im Elternhause nicht allein keinerlei Boden finden, sondern durch das Leben und Wirken der Familie widerlegt oder verächtlich gemacht werden. Und welche Revolution muß in der Seele des Kindes hervorgerufen werden durch den leichtfertigen Wechsel des Glaubens und Bekenntnisses, über dessen wahre Motive es doch nicht lange hinweggetäuscht werden kann.

Den Kern und Schwerpunkt jeder Erziehung soll die e t h i s c h e bilden, die auch unabhängig vom religiösen Glauben geleitet und durchgeführt werden kann. Die Liebe zum Guten, zur Wahrheit, Gerechtigkeit und Enthaltsamkeit, bildet auch einen starken Hort im Kampfe gegen die der Nervengesundheit drohenden Gefahren. Echte Menschenliebe, warme Teilnahme am Geschick Anderer, kräftig entwickeltes Pflichtgefühl, diese Eigenschaften bewahren am sichersten vor jenem Egoismus, der oft fast unmerklich zur Krankheit hinüberleitet. Besonders hoch ist in dieser Hinsicht die Wahrheitsliebe zu bewerten. Wer gegen sich und gegen andere wahr ist, wird weniger leicht ein Opfer jener Krankheitszustände werden, bei denen die Neigung zur Übertreibung und Täuschung ein wesentliches Element der Symptomatologie bildet.

Alles, was den C h a r a k t e r bildet, was den W i l l e n fest und stark macht, dient auch der Erhaltung der Nervengesundheit.

Die Pflege der E i n f a c h h e i t und B e d ü r f n i s l o s i g k e i t kommt dieser ebenfalls zu gute. Und gerade gegen dieses Prinzip wird heute so überaus viel gefehlt. Wenn schon in der

Kindheit alle Wünsche erfüllt und alle Genüsse vorweg gekostet werden, woher soll da das Lustgefühl in den Jahren der Lebensreife kommen? Wenn die Erziehung in der Kindheit und Jugend Bedürfnisse schafft, die im späteren Leben nicht befriedigt werden können, so muß ein Gefühl des Mangels und der Entbehrung entstehen, welches ein weiteres Fundament der Nervenkrankheit bildet.

Dem Scharfblick Grohmanns sind die Gefahren der Verwöhnung für das Nervensystem natürlich nicht entgangen. Er sagt in seiner originellen und so oft das Rechte treffenden Art: „Mancher rechtschaffene und arbeitsame Mann, der sich durch Arbeit emporgerungen hat, erkauft mit seinem Gelde seinen Söhnen und Töchtern Verhältnisse, die zum schönsten Nährboden werden für jedes kleinste etwa vorhandene psychopathische Keimchen.“

Die Freude an der Arbeit gehört ebenfalls zu den Eigenschaften, an deren Ausbildung die Erziehung den größten Anteil hat.

Die hohe Bedeutung der Arbeit für die Hygiene des Nervensystems beruht einmal in dem Lustgefühl, das sie hervorbringt, mehr aber noch in dem Umstande, daß sie die Aufmerksamkeit fesselt und damit sowohl der Ausschweifung der Phantasie als auch der dem Nervensystem so verderblichen Selbstbetrachtung (der auf die körperlichen Vorgänge und Empfindungen gerichteten Selbstbeobachtung) entgegenwirkt. Dieser Einfluß kommt gewiß nicht jeder Arbeit in gleichem Maße zu. Aber daß die Beschäftigungslosigkeit, der Müßiggang umgekehrt den fruchtbarsten Boden für die Nervosität bildet, ist eine von allen Nervenärzten anerkannte

Tatsache. Wenn es richtig ist, daß der Müßiggang aller Laster Anfang ist, so geht auch schon daraus hervor, daß er einer der Begründer der Nervenkrankheiten ist. Erziehung zum Fleiß, zur Arbeits- und Schaffensfreudigkeit gehört also auch zu unserem Programm und nimmt unter den Aufgaben der Erziehungshygiene einen hervorragenden Platz ein.

Aber es gibt auch hier Ausschweifungen, die die Nervengesundheit schädigen. Die Überarbeitung in der Kindheit und Jugend, die Verkennung der Tatsache, daß Körper und Geist ermüden und sich von der Ermüdung erholen müssen, ehe sie aufs neue in Tätigkeit treten dürfen, insbesondere die erzwungene Kürzung des Schlafes hat schon oft den Grund zu Krankheit und Siechtum des Nervensystems gelegt. Die Lehre von der Ermüdung des Geistes durch die Arbeit (namentlich durch den Schulunterricht) hat in den letzten Jahren einen Lieblingsgegenstand der experimentell-psychologischen Forschung gebildet, und es genügt, an dieser Stelle auf die interessanten Beobachtungen von Kräpelin, Griesbach, Wagner, Schmid-Monnard, Vannod und Kemsies zu verweisen, ohne dieser Frage hier auf den Grund zu gehen.

Die Liebe zur Ordnung und Reinlichkeit darf wohl ebenfalls noch an diesem Orte angeführt werden. Der pädagogische Wert dieser Eigenschaften macht sich auch für das Nervensystem geltend. Es gibt allerdings pathologische Steigerungen und Ausartungen, die sich zuweilen schon in der Kindheit bemerklich machen. Sobald diese Eigenschaften den Charakter eines quälenden Zwanges annehmen, haben die Erzieher auf der

Hut zu sein. Ebenso gibt es krankhafte Formen der Schamhaftigkeit, die sorgfältig beachtet und von vornherein bekämpft werden müssen. Ich rechne hierher z. B. die Erscheinung, daß Kinder schon bei dem Gedanken, sie könnten beobachtet sein, den Urin nicht entleeren können, daß Schülerinnen aus Furcht, dabei beobachtet zu werden, sich scheuen, das Kloset zu besuchen u. s. w.

---

Aus meinen Klagen über Mängel und Fehler der Erziehung haben Sie schon gefolgert, daß zu den Forderungen, die ich an sie stelle, auch die gehört, den Sinn für die Natur zu wecken und zu pflegen. Den ästhetischen oder Gemütswert dieser Neigung und Empfänglichkeit, den ich besonders hoch schätze, habe ich schon gekennzeichnet. Die Freude an der Natur gewährt einen reinen, ruhigen und heilsamen Genuß, dessen Pforten sich auch dem Nervenkranken nicht verschließen. Ja, die Empfänglichkeit für diese Eindrücke kann von so wohltuendem Einfluß sein und den egozentrischen Betrachtungen in dem Maße entgegenwirken, daß wir in ihr eine Heilkraft ersten Ranges erblicken.

Aber nicht nur der Naturgenuß, sondern auch die Beschäftigung mit der Natur, der Sinn für das Werden, Wachsen und Wirken in ihr, die Nutzbarmachung ihrer Kräfte, kurz das Interesse, das den Landmann erfüllt und sein Leben in so innige Beziehung zur Natur bringt, hat einen großen Wert für die Erhaltung der Gesundheit des Nervensystems, und dieses Interesse kann bei jedem Menschen zur Entwicklung gebracht werden. Der wohltätige Einfluß macht sich in mehrfacher Hinsicht geltend.

Diese Beschäftigung mit der Natur verlangt Bewegung im Freien, sie regt zu Betrachtungen an, die weder eine Überlastung des Geistes noch eine intensive Gemütserregung mit sich führen, sie lenkt den Strom der Aufmerksamkeit aus dem Ich heraus in die Außenwelt, sie gibt Gelegenheit zu einer Körperarbeit, bei der die Muskelkräfte nach Belieben angespannt werden können. Sie verhütet das einseitige Aufgehen in der Berufstätigkeit und schafft Stunden, die einer außerhalb derselben liegenden Neigung gewidmet werden und dadurch zur Erholung dienen.

Einer der großen Vorzüge des Landlebens vor dem Leben in der Großstadt, auch in pädagogischer Hinsicht, beruht gerade in dem innigen Verkehr mit der Natur, zu dem es anregt und dem sich der Landbewohner kaum entziehen kann. Wenn Eltern noch vor die Wahl gestellt sind, ob sie ihr nervös belastetes oder veranlagtes Kind in der großen Stadt oder auf dem Lande aufwachsen lassen sollen, so sollten sie sich ohne Zaudern für das letztere entschließen. Sie können ihm in gesundheitlicher Hinsicht (wenigstens soweit das Nervensystem in Frage kommt) keine größere Wohltat erweisen. Ich kenne keinen Nachteil für die Kindheit, den das Landleben mit sich brächte, aber ich kenne ein Heer von Vorteilen, deren Aufzählung ich mir im Hinblick auf die umfassende und den Gegenstand erschöpfende Literatur dieser Frage ersparen kann. Das Hindrängen nach den großen Städten ist überhaupt eine Erscheinung, die der Nervenarzt nur beklagen kann. Wie mancher hat sich selbst entglückt dadurch, daß er sein friedliches und beschauliches Leben auf dem Lande mit dem unruhig hastenden und erregenden der Großstadt vertauschte.

Das was wir über den allgemein-hygienischen Gegensatz von Stadt und Land aus den Beobachtungen und Untersuchungen von Farr, Finkelnburg, Kruse etc. und den von ihnen verwerteten statistischen Ermittelungen wissen, entscheidet freilich nicht unbedingt zu Gunsten des Landlebens. Indes haben diese Ergebnisse für unsere Betrachtungen keine wesentliche Bedeutung, um so weniger, als dabei auf die Gegenüberstellung von Großstadt und Land nicht genügend Gewicht gelegt ist. Übrigens hat auch die Statistik, soweit sie uns hier zu Hilfe kommen kann, den Beweis gebracht, daß die städtische Bevölkerung von Nervenkrankheiten in weit höherem Maße betroffen wird. Es konnte dies zunächst nur für die tödlichen Gehirnkrankheiten zahlenmäßig erwiesen werden. Die Tatsache, daß auch bei der Landbevölkerung gelegentlich besonders schwere Formen von Hysterie zur Beobachtung gelangen (Bruns), muß zugegeben werden, aber was will das besagen im Vergleich zu der ungemein starken Verbreitung der Nervosität unter den Bewohnern der Großstädte.

Die Pflege der Empfänglichkeit für die veredelnden und erhebenden Eindrücke, welche der Kunstgenuß bereitet, bilden einen Teil der Erziehung, der auch für unsere Ziele Würdigung verdient. Daß ich den hygienisch-therapeutischen Wert des ästhetischen Genusses nicht unterschätze, habe ich schon aus den bisherigen Betrachtungen hervorblicken lassen und durch Kundgebung meiner Anschauungen an anderer Stelle*) offenbart. Der Ansicht von Möbius, daß dieser Genuß keine Nachwirkung habe, kann ich durchaus nicht beipflichten. Im Gegenteil sind nach meinem Dafürhalten und meiner Selbstbeobachtung auch die Erinnerungsbilder, die er hinterläßt, noch mit starken Lustgefühlen verknüpft. Aber ich warne als Nervenarzt vor dem Versuch, diese Neigungen und Anlagen vorzeitig auszubilden. Die Tatsache, daß der Menschheit in jedem Jahrhundert einmal ein Genius geschenkt wird, bei dem sich die ersten Äußerungen des Genies schon in der frühesten Jugend offenbaren, darf für die pädagogischen Grundsätze nicht maßgebend sein. Ganz besondere Vorsicht erheischt aber in dieser Hinsicht die Erziehung nervöser Kinder. Nicht allein, daß ihnen die Frühreife gefährlich werden kann, es gilt vielmehr auch für die mit der Einführung in die Kunst und selbst in ihre Vorhallen verbundenen lebhaften Sinnesreize, daß sie die Anlage zur Nervosität mächtig zu fördern vermögen.

In erster Linie möchte ich, wie das schon andere Nervenärzte, besonders Krafft-Ebing, getan haben, vor den vorzeitigen Musikstudien warnen. Kinder musikalisch begabter Eltern erben nicht nur häufig diese Anlage, sondern auch die zur Nervosität. Es ist freilich nicht zu verkennen, daß wenn wir die nervösen Individuen von dieser Kunst ausschließen wollten, die Zahl ihrer Jünger bald beträchtlich zusammenschmelzen würde. Es ist ferner zu beachten, daß das Musizieren auch für

*) Vergl. den ersten Vortrag.

Nervöse eine wohltuende und beglückende Beschäftigung sein kann. Die Frage ist also von Fall zu Fall zu entscheiden. Wo starke Neigung mit hervorragender Begabung Hand in Hand geht und die nervöse Diathese nicht in besonders hohem Maße ausgebildet ist, würde es auch im gesundheitlichen Interesse ein Fehler sein, die künstlerische Anlage verkümmern zu lassen. Aber die Mittel, welche das schlummernde Talent wecken sollen, dürfen auch dann nicht zu früh angewandt werden. Und zu früh ist es immer, wenn durch eine methodische Beschäftigung ein der Natur der Kindheit nicht entsprechender Ernst und Zwang geschaffen wird. Soll aber dem Faktor, daß die technische Ausbildung früh beginnen muß, Rechnung getragen werden, so halte ich es bei nervösen Kindern für zweckmäßig, Übungen dieser Art, z. B. auf dem tonlosen Klavier, dem eigentlichen Musikunterricht vorauszuschicken. Bei fehlender Neigung und Anlage können die aufgezwungenen Musikstudien aber zu einer solchen Qual werden, daß sie die Nervosität unmittelbar hervorbringen.

Diese Bedenken haben weit weniger Gültigkeit für die Malerei und die ihr verwandten Künste. Auch tritt hier die Selbstkorrektur mehr in Kraft, indem bei fehlender Neigung und Begabung die aktive Beschäftigung mit diesen Künsten den Kindern wohl nur selten aufgedrängt wird. Andererseits ist der Entwickelungsgang hier wohl immer der, daß die technische Ausbildung der künstlerisch-ästhetischen lange vorausgeht, und gerade diese technischen Leistungen: das Zeichnen, Modellieren u. s. w. stellen eine Beschäftigung dar, die sich auch für nervöse und zur Nervosität veranlagte

Individuen durchaus eignet.*) Dagegen sollte man Kinder nicht zu früh in Galerien herumführen und ihren Blicken jedenfalls diejenigen Kunstwerke entziehen, welche die Phantasie vorzeitig auf das Geschlechtsleben hinlenken. Indes wird der Jugend in dieser Hinsicht heute soviel Material, ihre Phantasie zu würzen, auf den Straßen und besonders in den Schaufenstern der Großstädte geboten, daß der Besuch einer Galerie kaum noch Schaden bringen kann.

Das Poetische wirkt früh auf das Kindergemüt, die Phantasie wird zur Tätigkeit angeregt durch das erste Märchen, das auf die kindliche Seele Eindruck macht. Und wenn dieser Zauber auch Form und Gestalt wechselt, so stehen wir doch das ganze Leben unter seinem Bann. Ich beklage den, dem die Natur Sinn und Begeisterung für die Schöpfungen des Dichters versagt hat. Aber ich kenne auch das Gift, das in diesen goldenen Schalen gereicht wird. Schon in den Märchen der Kindheit ist es enthalten. So hoch ich den poetischen Wert derselben stelle und so sehr ich davon durchdrungen bin, daß in den Märchen dem Kindergemüt viel Köstliches geboten wird, so muß ich mich doch durchaus den Ärzten und Pädagogen anschließen, welche einen Teil der beliebtesten Märchen als eine der kindlichen Seele unzuträgliche Kost ablehnen. Das, was Rousseau gegen die Verwertung der Fabel für das Kindesalter angeführt hat, hat auch für das Märchen Geltung, und wenn wir seinen Ausführungen auch keineswegs überall beipflichten,

*) Vergl. dazu die Betrachtungen und Vorschläge des kenntnis- und gedankenreichen W. Hellpach in „Nervosität und Kunstgenuß“, Die Zukunft X. Jahrg. 1902. Nr. 29.

so kommt doch hier hinzu, daß es eine große Zahl von Märchen gibt, die die Phantasie in ungesunder Weise erregen und Bilder vor die Seele führen, die selbst in der Erinnerung noch Schrecken und Grauen zu erwecken vermögen. Ich gebe aber zu, dass die Individualität des Kindes hier ein entscheidender Faktor ist, und daß meine Bedenken vorwiegend für nervöse Kinder Gültigkeit haben.

Sobald die Schule die Erziehung übernimmt, wird die Auswahl des dem Zögling gebotenen poetischen Stoffes von pädagogischen Grundsätzen geleitet, die fast durchweg auch der ärztlichen Auffassung entsprechen und ihr gerecht werden. Aber die Jugend, und besonders die nervöse, beschränkt sich nicht auf das, was in der Schule geboten wird, sondern bald nachdem das Märchen abgetan, beginnt die Zeit, in der Indianergeschichten und Romane*) mit dem unstillbaren Heißhunger dieses Alters verschlungen werden. Hier ist sorgsame Überwachung am Platze. Je mehr die Freude am Lesen zur Lesewut ausartet, desto mehr ist es erforderlich, Einhalt zu gebieten. Ist schon der Inhalt vieler dieser Schriften geeignet, ein Übermaß von Erregung, eine Überspannung der Einbildungskraft, ein vorzeitiges Erwachen sinnlicher Vorstellungen zu bedingen, so wird die Gefahr doch noch erhöht durch die Hast und Unrast des Lesens, die Häufung und den bunten Wechsel sich schnell verdrängender Bilder und Vorstellungen.

Wenn ich die in Bezug auf die Auswahl des Lesestoffes in unseren Schulen waltenden Grundsätze als durchweg muster-

---

*) Der Unwert der entsprechenden Backfischliteratur ist besonders von U f e r gekennzeichnet worden.

gültige bezeichnete, so habe ich es nur zu beklagen, daß die Freude an manchem echten Kunstwerk durch die Art des Lehrens und Lernens für die ganze Lebenszeit beeinträchtigt wird. Das Zerpflücken und Zergliedern von Gedichten zu didaktischen und rein philologischen Zwecken hat ja zweifellos einen hohen Bildungswert. Aber die Perlen der Literatur sollte man dieser Behandlung nicht aussetzen.

Was fruchten ferner die Bemühungen der Schule, wenn es sich die Eltern nicht angelegen sein lassen, den Geschmack des heranwachsenden Geschlechts für die Lektüre zu bilden und zu läutern? Der Geist des Hauses hat hier einen entscheidenden Einfluß. In den Familien, in denen die Liebe zu den Klassikern das waltende Element bildet und infolgedessen alles Minderwertige und Häßliche verpönt ist, wirken diese Anschauungen auch läuternd und veredelnd auf den Geschmack der Jugend.

Ich will mich nicht in Klagen darüber verlieren, daß diese Familien immer seltener zu werden scheinen, daß der herrschende Geschmack in Literatur und Kunst in weiten Kreisen ein entarteter ist, daß die Zeitungslektüre einen immer breiteren Platz einnimmt, und daß die sich ewig wiederholende Verherrlichung des Geschlechtstriebes und Ehebruchs die Erziehung unserer Kinder in hohem Maße erschwert. Man könnte auch einwenden, daß ähnliche Klagen zu allen Zeiten geführt worden sind — Aristophanes läßt schon den Äschylos denselben Vorwurf gegen die Werke des Euripides erheben —, daß das wuchernde Unkraut der Literatur dem Weizen stets die Nahrung entzogen habe und dieser trotzdem zur Reife gekommen sei, daß alles Schlechte und Minderwertige schnell wieder zu Grunde gehe, während das Große, Schöne, Erhabene allein unvergänglich sei. Wenn das auch im großen und ganzen zutrifft, so haben doch die Erzieher der Jugend zu allen Zeiten und ganz besonders in unseren Tagen darüber zu wachen, daß diese vor den verderblichen Einflüssen der Sumpfliteratur bewahrt bleibt. Ich habe mich über diesen Punkt in dem ersten Vortrag ausführlicher ausgesprochen und es dabei den Eltern und Erziehern besonders ans Herz gelegt, ihren Zöglingen den Einblick in die Tagespresse zu versagen oder doch diese Lektüre besonders peinlich zu überwachen.

---

Über die Bedeutung der Schule und der Geistesarbeit für die Erwerbung und Kultivierung der Nervosität ist in den letzten zwei bis drei Dezennien soviel gesprochen und eine so reiche Literatur*) geschaffen worden, daß ich es nicht für geboten halte, in diese Frage tiefer einzudringen, um so weniger, als sie auch in diesem Verein vor kurzem eine eingehende Besprechung erfahren hat.

Ich will nur hervorheben, daß ich zu den Ärzten gehöre, welche der sogenannten Schulüberbürdung ihre volle Aufmerksamkeit zuwenden und unbedingt dafür eintrete, daß nervöse Kinder vor einer Überlastung und Übermüdung des Geistes bewahrt werden. Schon den Beginn des Schulbesuches sollte

*) Ich verweise besonders auf die Abhandlungen von Lorinser, Hasse, Axel Key, Mosso, Glaser, Sattler, Finkelnburg, Schnell, Krafft-Ebing, Pelman, Schuscheny, Preyer, Erb, Binswanger, Loewenthal, Eulenburg, die entsprechenden Gutachten der wissenschaftlichen Deputationen und Medizinalbehörden, die ihr gewidmeten Denkschriften und Ministerial-Verfügungen etc.

man bei diesen um ein oder selbst mehrere Jahre hinausschieben.

Es scheint mir nun aber, als ob in dieser Hinsicht von Seiten der Eltern mindestens soviel gesündigt würde als durch die Schule und ihre Leiter. Gerade in den neuropathischen Familien ist sehr oft ein krankhaft ausgearteter Ehrgeiz zu Hause, der sich auf die Kinder überträgt und sie zu einer ungesunden Anspannung ihrer Kräfte drängt. Ich finde diesen übertriebenen Ehrgeiz besonders in semitischen Familien und habe volles Verständnis für die Ursachen dieser Erscheinung. Aber hier ist auch die Mahnung besonders angebracht, den Ehrgeiz nicht zu früh zu wecken und nicht zu stark zu fördern. weil die Anlage zur Nervosität eine besonders verbreitete und prononzierte ist, und weil das spätere Leben hier gar zu oft Enttäuschungen bereitet, die um so größer und von um so ungünstigerer Wirkung auf das Nervensystem sind, je höher das Ziel war, auf das der Ehrgeiz hinaussteuerte. Wie oft hat sich mein ärztliches Gefühl dagegen aufgelehnt, wenn die nervöse Mutter eines schwerbelasteten Knaben sich mit Stolz des Glückes rühmte, daß dieser stets der erste in der Klasse sei. Und was soll man erst dazu sagen, wenn eine Mutter es preist, daß ihr Sohn, nachdem er einmal von dem ersten auf den zweiten Platz herabgesunken war. aus Verzweiflung über dieses Geschick von Krämpfen ergriffen worden sei — eine Mitteilung, die in meiner Gegenwart gemacht wurde!

Wie oft habe ich es erlebt, daß diese Primi omnium einige Jahre später nervensieche Jünglinge wurden, die von der Schule genommen werden mußten, oder wenn der Herzenswunsch der Eltern erfüllt war und sie mit dem 16. Jahr das Gymnasium verließen, sich den Anforderungen und der Ungebundenheit des neuen Lebens in keiner Weise gewachsen zeigten und moralisch oder geistig Schiffbruch litten. Man soll mich nicht mißverstehen. Es fällt mir gewiß nicht ein, gegen den Fleiß und das Streben in der Schule zu Felde zu ziehen. Ich warne nur davor, daß die Nervenschwächlinge dazu angehalten werden, sich durch übermäßige Anspannung ihrer Kräfte und auf Kosten ihres Wohlbefindens zu hervorragenden Leistungen emporzuschwingen.

Auf die Zunahme der Schülerselbstmorde ist schon wiederholt hingewiesen worden. Oft bildete der zügellose Ehrgeiz die Ursache. So erhängte sich ein 12jähriger Knabe aus Verzweiflung darüber, daß er nur der zweite in seiner Klasse war. Ein Gymnasiast erschoß sich, weil er seine Schulaufgaben nicht richtig gelöst hatte. War, wie in anderen Fällen Furcht vor Strafe die Ursache, so mußte der unnatürliche Ehrgeiz der Eltern beschuldigt werden. Indes wird die Erscheinung durch diese Gelegenheitsursachen nicht genügend erklärt. Vielmehr ist es die neuropathische und psychopathische Anlage der Kinder und das — oft allen ethischen Grundsätzen und Empfindungen abholde — Milieu, in dem sie aufwachsen, auf welche diese Erscheinung in erster Linie zurückzuführen ist.

Ist Begabung vorhanden — und nervöse Kinder sind meistens begabt — so kann die treibende Kraft des Ehrgeizes sicher entbehrt werden, da man zur Anspornung des Fleißes doch nicht notwendig auf den Gebrauch dieses Stachels angewiesen ist. Fehlt aber jede Begabung, so verzichte man darauf, die Kinder auf einen Beruf vorzubereiten, der unter dieser Bedingung nur durch gewaltsame Anspannung der Kräfte erreicht werden kann. Stolz, Eitelkeit und Standesvorurteile der Eltern haben in dieser Hinsicht schon viel Unheil angerichtet.

Es kann aber auch der Schule mancher Vorwurf nicht erspart bleiben. So herrscht — um nur ein Beispiel anzuführen — in einzelnen höheren Schulen unserer Stadt (ich weiß nicht, ob in allen) der Usus, daß die Schüler in den unteren Klassen auf Grund ihrer Einzelleistungen in einem Diktat, Extemporale oder dergl. alle paar Tage oder selbst mehrmals an einem Tage versetzt werden. Der ehrgeizige Schüler kommt so aus den Erregungen nicht heraus, und während ein gesundes Phlegma gegen diese Schädlichkeit schnell immunisiert, haben die nervösen Kinder in hohem Maße unter ihr zu leiden.

Beklagenswert ist auch die in gewissen Gesellschaftsschichten verbreitete Unsitte, Kinder in den ersten Jahren ihrer Entwicklung zugleich zwei oder gar drei Sprachen erlernen zu lassen, indem das deutsche Kind eine französische und englische Bonne erhält. Abgesehen davon, daß für diese Kinder der Begriff der Muttersprache und von allem, was ihr an erzieherischem Wert anhaftet, verloren geht, hat auch ihr Nervensystem unter dieser unnatürlichen Belastung der entsprechenden Gehirnzentren schwer zu leiden.*)

---

*) Interessante Anmerkungen zu dieser Frage finden sich in dem Briefwechsel zwischen Nietzsche und Malwida von Meysenburg.

Jedenfalls sollten nervös veranlagte Kinder vor dieser Schädlichkeit bewahrt bleiben. Und da den Eltern oft jedes Verständnis für die ersten Äußerungen der Nervosität fehlt, sollte der Hausarzt sie frühzeitig auf diese Erscheinungen aufmerksam machen und ihre Bedeutung in das rechte Licht setzen.

Die Benachteiligung, welche die Nervengesundheit durch Überarbeitung in der Kindheit und Jugend erfährt, äußert sich häufig in erster Linie durch Störungen des Schlafes. Andererseits ist der Schlaf in den Jahren des Werdens und Wachsens ein so kostbares Gut, daß eine Kürzung und Verkümmerung desselben nicht ungestraft ertragen wird. Die Forderung Binswangers, daß Schulkinder bis zur Pubertätszeit 9—11 Stunden schlafen sollen, mache ich auch zu der meinigen. Bei nervösen Kindern hat man besonders darauf zu achten, daß der Schlaf unangetastet bleibt, daß weder zu Gunsten der Arbeit noch zu Gunsten des Vergnügens etwas von ihm geopfert wird. Auch ist jede sich spontan einstellende Störung des Schlafes sorgfältig zu beachten, da sie häufig eins der ersten Zeichen der Nervosität ist. Ich habe den Eindruck, daß die Schlaflosigkeit in unseren Tagen überhaupt das am meisten verbreitete Leiden oder wenigstens das am meisten verbreitete Symptom nervöser Erkrankung ist. Und wenn sie sich auch gewöhnlich erst im reiferen Alter entwickelt, so habe ich doch auch eine große Zahl von Kindern an diesem Übel behandelt und bei Erwachsenen nicht selten feststellen können, daß Perioden schlechten Schlafes schon in der Kindheit vorausgegangen waren. Unter den Ursachen, die für die nervöse

Schlaflosigkeit des Kindesalters in Frage kommen, prävalieren die geistige Überanstrengung und die vorzeitige Erregung der Geschlechtssphäre. Sobald der Schlaf sich beeinträchtigt zeigt, ist hier der Hebel anzusetzen.

---

Wir haben nun schon wiederholt die Frage streifen müssen, die ich für eine der schwierigsten der ganzen Erziehungswissenschaft halte, die Frage: Was können wir tun und wie haben wir uns zu verhalten, um die Jugend vor den Verirrungen und Gefahren des Geschlechtslebens zu bewahren?

Das vorzeitige Erwachen des Geschlechtstriebs, die Ausartungen der Geschlechtsleidenschaft, die Masturbation und die Geschlechtskrankheiten — alle diese Faktoren bilden eine so schwere Schädlichkeit für das Nervensystem, daß es zu den wichtigsten Aufgaben der Erziehung gehört, die Jugend vor ihnen zu schützen, sie mit all den Eigenschaften und Anlagen auszurüsten, die sie in diesem Kampfe wehrhaft machen. Über die Bedeutung, welche der religiösen und ethischen Erziehung in dieser Hinsicht zukommt, ist schon gesprochen worden.

Wenn die Folgen der Masturbation auch in den in Laienkreisen verbreiteten Schriften vielfach in übertriebener und alarmierender Weise dargestellt worden sind und sie im ganzen mehr Unheil als Nutzen gestiftet haben, so steht doch die eine Tatsache fest, daß die Neurasthenie und Hypochondrie, wahrscheinlich aber auch noch eine Reihe anderer funktioneller Nervenkrankheiten sehr häufig auf Masturbation zurückzuführen sind. Diese wirkt umso verderblicher, je früher und je stärker sie geübt wird, und es ist Ihnen wohl bekannt, daß dieser Neigung häufig lange vor der Zeit der Geschlechtsreife, ja zuweilen im frühen Kindesalter und ausnahmsweise selbst im Säuglingsalter gefröhnt wird. Leider ist es nicht ungewöhnlich, daß Dienstmädchen, Bonnen, Gouvernanten, ja es kommt selbst vor, daß Lehrer die ihnen anvertrauten Kinder zur Onanie verführen und bei ihnen dadurch den Keim zu einer Nervenschwäche legen, die sie durchs ganze Leben begleitet. Weit häufiger wird das eine Kind vom andern zu diesem Laster verleitet. Daß Schulen und Pensionate nicht selten eine Pflegestätte desselben bilden, ist durch zahlreiche Erfahrungen festgestellt. Und es sind von Pädagogen und Ärzten mancherlei Vorschläge gemacht worden, um die Erscheinung zu bekämpfen, und alles, was den Antrieb zu dieser Ausschreitung fördern kann, aus dem Wege zu räumen.

Die Momente, die auf rein mechanischem Wege den Anstoß zur Masturbation geben können, wie das Klettern an den Turnstangen, die Beschaffenheit der Schulbänke etc., sind meines Erachtens überschätzt worden und bedürfen hier keiner Berücksichtigung.

Das, was ich als das erstrebenswerte Ziel auf diesem Gebiete betrachte, greift vielleicht noch über die gewöhnlichen pädagogischen Forderungen hinaus. Es wäre im Interesse der Nervengesundheit gewiß zu wünschen, daß das Erwachen geschlechtlicher Vorstellungen und Regungen solange wie möglich, d. h. mindestens bis zum Schluß des zweiten Lebensdezenniums hintangehalten würde. Die Erziehung wird also alle jene Eindrücke und

Reize von dem heranwachsenden Menschen fernzuhalten haben, die die Sinnenlust zu wecken imstande sind. Aber abgesehen von den großen Schwierigkeiten, die uns dabei entgegentreten, geraten wir auch in ein Dilemma. Vor der Masturbation und der sexuellen Infektion ist nur der Wissende, der Eingeweihte sicher zu bewahren. Jedenfalls wird der, welcher vollen Aufschluß über die traurigen Folgen dieser Vorgänge erhalten hat, sich am ehesten zu schützen wissen und zu schützen suchen. Wir haben also vor allem Knaben und Jünglingen gegenüber die Pflicht, sie frühzeitig über die mit der Befriedigung des Geschlechtstriebs verknüpften Gefahren aufzuklären. Von dem Hinweis auf die Gefahr ist aber der auf die Lust schwer zu trennen. Eltern und Erzieher, die sehr sorgfältig beobachten und ihre Zöglinge stets unter Augen haben, werden ja den Zeitpunkt der Eröffnung hinausschieben können, insbesondere, wenn die Erziehung zu dem idealen Ziele der absoluten Offenheit, Vertraulichkeit und Wahrheitsliebe geführt hat. Der erste Erfolg der Verführung dürfte ihnen kaum entgehen, aber mit dem Eintritt dieses Momentes würde auch die Belehrung schon zu spät kommen. Meist geht freilich der aktiven Betätigung der Geschlechtslust ein durch das Erwachen derselben bedingtes Stadium voraus, welches sich durch eine bis da ungewohnte Scheu, Erregtheit, Verschlossenheit, Neigung zum Erröten etc. verrät. Aber diese Zeichen sind weder konstant noch zuverlässig. Es lassen sich also allgemeingültige Grundsätze nicht aufstellen. Das Ideal würde es gewiß sein, wenn man der Jugend die naive Unschuld solange erhalten könnte, wie die geschlechtliche Enthaltsamkeit von ihr gefordert werden muß. Aber es darf das nicht mit der Gefährdung der Gesundheit erkauft werden, und es ist zweifellos vorzuziehen, daß die Belehrung zu früh stattfindet, als daß sie zu spät kommt.

Vielleicht läßt sich auch ein Modus der Aufklärung finden, der für den Unschuldigen ein Wissen ohne Anreiz und Verlockung bildet. Wir, die wir in der Großstadt leben, haben unsere Kinder besonders früh auf die Gefahren aufmerksam zu machen, die ihnen von seiten des anderen Geschlechtes drohen; die Belehrung über die Folgen der Masturbation muß auch auf dem Lande früh erteilt werden, da dieses Übel dort kaum weniger verbreitet ist. Der Ansicht H. Schillers, daß die Kenntnis der geschlechtlichen Vorgänge überhaupt auf dem Lande in einem früheren Alter erworben wird, kann ich nicht beipflichten, aber auch wenn sie zutreffend wäre, so würden jedenfalls die Konsequenzen dieser Kenntnis dort weit später zur Geltung kommen.

Auch der geschlechtsreife Jüngling sollte von der Vorstellung erfüllt und ganz von ihr durchdrungen werden, daß die Regungen der Geschlechtslust bis zum Eintritt in die Ehe zu bekämpfen sind. Wenn das Ideal dieser absoluten Keuschheit und Enthaltsamkeit auch zunächst nur von wenigen erreicht wird, zumal sich der Durchführung dieses Prinzips die in der Regel unnatürlich lange Dauer der Junggesellenschaft hindernd in den Weg stellt, so halte ich es doch schon für einen bedeutenden Gewinn, wenn diesem Ziel als einem begehrenswerten von allen zugestrebt wird. Für die Anschauungen und das Verhalten des Einzelnen sind nun die allgemein herrschenden Prinzipien und Gepflogenheiten im hohen Maße Richtung gebend. Auch der sittsamste Jüngling wird seinen Grundsätzen untreu werden, wenn ihm allerorten, in dem Kreise seiner Altersgenossen, von der Bühne herab, aus der Tagesliteratur etc. und selbst von seinen Erziehern das Privilegium, ja die Notwendigkeit der sexuellen Betätigung vor die Sinne geführt wird.

Dagegen macht sich in ärztlichen Kreisen neuerdings eine Wandlung der Anschauungen geltend, indem die geschlechtliche Enthaltsamkeit auch der männlichen Jugend als eine berechtigte Forderung von einer Reihe von Ärzten hingestellt worden ist. Ich will nur an die dieser Anschauung mehr oder weniger bestimmt Ausdruck gebenden Aussprüche von Gowers, Gerhardt, Hegar, Möbius, Flesch u. a. erinnern. Ich habe mich auch schon in der 1. Auflage meines Lehrbuches selbst in diesem Sinne ausgesprochen. Und wenn es weniger die moralischen als die hygienischen Bedenken sind, die zu diesen Kundgebungen drängten, so bedeutet doch die Anerkennung, daß die geschlechtliche Enthaltsamkeit mit den Forderungen der Gesundheitslehre nicht in Widerspruch steht, schon einen bedeutenden Fortschritt. Ich stimme Möbius vollkommen zu, wenn er erklärt: Sollten Ärzte lächelnd von „Kinderkrankheiten“ reden oder wohl gar zum Besuche der Dirnen ermuntern, so darf man von ihnen sagen, daß sie „viel schlimmer als die Pest“ wirken. — Und die Zahl der „Jünglinge“, die mit dem Ansinnen, ihnen wegen ihrer Nervosität den freien Geschlechtsverkehr zu empfehlen, in unsere Sprechstunden kommen, ist nicht gering. Der Nervenarzt, dem die Folgen der Masturbation, der geschlechtlichen Ausschweifungen und die Nachkrankheiten der Syphilis in erschreckender Häufigkeit unter die Augen treten, muß, und wenn er in Bezug auf die moralische Seite dieser Frage noch so tolerant gesinnt ist, zu diesem Standpunkt — der Empfehlung der absoluten Enthaltsamkeit — gelangen.

Man sagt, daß eingesperrte Kräfte zerstörend wirken. Gewiß, wer diesen Kampf kämpft, muß, wenn er nicht unschuldig oder leidenschaftslos ist, ein energischer, willensstarker Charakter sein. Nicht nur stark genug, die Tat zu vermeiden, sondern auch den Gang seiner Vorstellungen zu beherrschen mit der Freiheit und Sicherheit, daß die Selbstbeherrschung nicht zur Selbstqual wird. Denn vor der psychischen Ausschweifung muß ich vom ärztlichen Standpunkt aus der Entlastung durch den Geschlechtsverkehr den Vorzug geben.*) Wenn man nur nicht Gefahr liefe, daß schon dieses Zugeständnis an die Willensschwäche mißgedeutet und auch von solchen, die sich noch zur Selbstbeherrschung aufraffen könnten, ausgebeutet würde!

Je fester der Wille, je vielseitiger die Interessen, je reicher der Gedankeninhalt, je größer die Arbeitsfreudigkeit ist, desto größer ist auch die Widerstandsfähigkeit gegen all die Lockungen, Verheißungen und Angriffe des Geschlechtstriebes.

---

*) So ist wohl auch der Ausspruch Nietzsche's zu verstehen: „Wem die Keuschheit schwer fällt, dem ist sie zu widerraten, daß sie nicht der Weg zur Hölle werde, das ist zu Schlamm und Brunst der Seele.“

Gerade in den Zeiten der Muße und Erholung muß die Einbildungskraft so viel anderweitigen Stoff zu verarbeiten haben, daß sie nicht zu sexuellen Bildern und Vorstellungen ihre Zuflucht zu nehmen braucht. Auch für denjenigen, für den die Keuschheit und geschlechtliche Enthaltsamkeit nicht oder nicht mehr in Frage kommt, ist es noch ein großer Gewinn, wenn das Sexuelle in seinem Vorstellungsleben nicht einen zu breiten Platz einnimmt und nicht im Vordergrunde der Motive steht.

Welche Mittel uns zu Gebote stehen, um den Zögling gegen die inneren und äußeren Feinde der Unschuld und Enthaltsamkeit zu schützen, das hat Rousseau so vortrefflich entwickelt, daß man immer nur wieder auf seine Anschauungen*), auch wenn man ihm nicht überall zustimmt und ein Teil seiner Forderungen an den sozialen Verhältnissen scheitert, zurückgreifen kann.

Meine Herren! Es hat etwas Befriedigendes für mich, daß ich bei dem Versuch, Ihnen die Grundsätze einer Erziehung zu entwickeln, die der Erhaltung der Nervengesundheit dient, kaum etwas anderes als die Grundsätze einer guten Erziehung geboten habe. Jedem, dem das Wohl der Jugend

---

*) Er will die Einbildungskraft seines Emil durch stete Übung seines Körpers in allerlei anstrengenden Arbeiten vor jeder Ausschweifung bewahren. In diesem Stadium der erwachenden Geschlechtslust sei eine ganz neue Beschäftigung nötig, die ihn in Atem erhält und mit körperlicher Anstrengung verbunden ist; die einzige, welche alle diese Bedingungen in sich vereine, sei die Jagd. — Er will seinen Zögling in ein Hospital für Syphilitische führen, um ihm Grauen vor den Folgen des freien Geschlechtsverkehrs einzuflößen etc.

am Herzen liegt, muß es zur Freude gereichen, daß die Anschauungen des Arztes in allen wesentlichen Punkten mit den anerkannten Lehren und Prinzipien der Pädagogik im Einklang stehen.

---

## Literatur,

auf welche in diesem Vortrag Bezug genommen wurde.


J. J. Rousseau, Emile ou de l'Éducation, 1762. Deutsche Übersetzung von H. Denhardt.

Johann Friedr. Herbart, Allgemeine Pädagogik aus dem Zweck der Erziehung abgeleitet. Göttingen 1806.

Lorinser, Zum Schutze der Gesundheit, 1836.

Ernst Freiherr v. Feuchtersleben, Zur Diätetik der Seele, 1841. II. Aufl. Halle 1893.

Kühner, Pädag. Zeitschr. für Eltern und Schulmänner, 1863. Briefe über Berliner Erziehung. Berlin 1871.

T. Ziller, Materialien zur speziellen Pädagogik. Herausg. von M. Bergner. Dresden 1886.

P. Hasse, Die Überbürdung unserer Jugend auf den höheren Lehranstalten etc. Braunschweig 1880.

Nohl, Wie kann der Überbürdung der Jugend mit Erfolg entgegengetreten werden? Neuwied 1882.

Schwalbe, Zur Schulgesundheitspflege. Berlin 1886.

Brücke, Wie behütet man Leben und Gesundheit seiner Kinder? Wien 1892.

H. Schiller, Handbuch der prakt. Pädagogik für höhere Lehranstalten. III. Aufl. Leipzig 1894, und verschiedene Aufsätze desselben Autors in der Zeitschrift für das Gymnasialwesen.

K. Finkelnburg, Über den Schutz der geistigen Gesundheit. Deutsche Revue, Bd. III (1877). Ausgewählte Abhandlungen und Vorträge etc. Berlin 1898.

Derselbe, Über den Einfluß der Volkserziehung auf die Volksgesundheit, 1873. Ausgewählte Abhandl. etc.

Derselbe, Einfluß der heutigen Unterrichtsgrundsätze in der Schule auf die Gesundheit des heranwachsenden Geschlechts. Ref. gehalten auf der 5. Versammlung des Deutschen Vereins für öffentliche Gesundheitspflege, Nürnberg 1877. Ges. Abhandlungen.

Derselbe, Über den hygienischen Gegensatz von Stadt und Land, insbesondere in der Rheinprovinz. 1881. Ges. Abhandl. etc.

Krafft-Ebing, Über Nervosität. Graz 1881.

Derselbe, Über gesunde und kranke Nerven. Tübingen 1885.

Rochard, L'éducation hygiénique et le surmenage intellectuel. Revue des deux mondes, 1887 u. 1888.

C. Pelman, Nervosität und Erziehung. Bonn 1888.

Kußmaul, Untersuchungen über das Seelenleben des neugeborenen Menschen. II. Aufl. 1884.

Ufer, Nervosität und Mädchenerziehung. Wiesbaden 1890.

Seeligmüller, Wie bewahren wir uns und unsere Kinder vor Nervenleiden? Breslau 1891.

Möbius, Die Nervosität. Leipzig 1882 u. 1885.

Derselbe, Über die Behandlung von Nervenkranken und die Errichtung von Nervenheilstätten. Berlin 1896, S. Karger.

Derselbe, Vermischte Aufsätze. Leipzig 1898.

Erb, Über die wachsende Nervosität unserer Zeit. Heidelberg 1894.

Levillain, Hygiène des gens nerveux. III. éd. Paris 1892.

Alfred Hegar, Der Geschlechtstrieb. Eine sozial-mediz. Studie. Stuttgart 1894.

Binswanger, Die Pathologie und Therapie der Neurasthenie. Jena 1896.

Wundt, Grundzüge der physiol. Psychologie. III. Aufl. 1887.

Theob. Ziegler, Das Gefühl. Eine psycholog. Studie. Stuttgart 1893.

Bruns, Die Hysterie im Kindesalter. Halle 1897.

Ziehen, Artikel Hysterie und Neurasthenie in Eulenburg's Realencyclopädie.

O. Koblinski, Die Strafverfolgung in Preußen. Z. f. d. g. Str., Bd. IX.

Sichart, Über individuelle Faktoren des Verbrechens. Z. f. d. g. Str., Bd. X. Zitiert nach L. Traeger, Wille, Determinismus und Strafe. Eine rechtsphil. Studie. Berlin 1895.

Mönkemöller, Psychiatrisches aus der Zwangserziehungsanstalt. Sep.-Abdr. aus Zeitschr. f. Psych., Bd. 56.

Max Flesch, Prostitution und Frauenkrankheiten. Hygienische und volkswissenschaftl. Betrachtungen. Frankf. a. M. 1898. (J. Alt.)

F. Kemény, Ministerialabteilung für das körperliche Erziehungswesen. Zeitschr. für Turn- und Jugendspiele, VII, No. 16.

C. Schmid-Monnard, Entstehung und Verhütung nervöser Zustände bei Schülern höherer Lehranstalten. Zeitschr. für Schulgesundheitspflege, 1899, No. 1.

Pauli, Über den Einfluß der Schularbeit auf Gesundheit und Körperentwickelung der Kinder. Vortrag auf dem XII. internat. med. Kongreß in Moskau. Ref. Zeitschr. für Schulgesundheitspflege, 1899, 1.

Kruse, Über den Einfluß des städtischen Lebens auf die Volksgesundheit. Vortrag, gehalten auf dem III. deutschen Kongreß für Volks- und Jugendspiele. Centralbl. f. allgem. Gesundheitspflege. Jahrg. VII, H. 8 u. 9, 1898.

A. Grohmann, Technisches und Psychologisches in der Beschäftigung von Nervenkranken. Stuttgart 1899. (F. Enke.)

Zeitschr. f. Paed. Psychologie, herausgegeben von Dr. F. Kemsies. H. IV, 1. Jahrg. 1899. Die Schulüberbürdungsfrage. (Ref. Dr. Flatau, Kemsies und Eulenburg.)

H. Oppenheim, Notiz zur Übungstherapie. Therap. Monatsschrift 1899, Januar.

## III.

## Die ersten Zeichen der

# Nervosität des Kindesalters.*)

In dem voraufgegangenen Vortrage, in welchem ich die Frage zu beantworten suchte, inwieweit die Erziehung zur Ausbildung und Bekämpfung der Nervosität beitragen kann, habe ich die Bezeichnung „nervös“ und „Nervosität“ angewandt, ohne eine Definition des Begriffes zu geben, ohne das Wesen dieser krankhaften Zustände zu erläutern und ihre Erscheinungen zu analysieren. Diese Lücke ist dadurch entstanden, daß ich stets streng darauf gehalten habe, Fragen und Ergebnisse unserer Wissenschaft nur in dem engeren Kreise der Fachgenossen zu besprechen und mich lange dagegen sträubte, sie aus diesem hinauszutragen und vor ein weiteres Forum zu bringen. Nicht als ob ich daran gezweifelt hätte, daß es Probleme und Resultate der ärztlichen und speziell der neurologischen Forschung gibt, die ein allgemeines Interesse und eine allgemeine Erörterung beanspruchen — nein, nur der Widerwille gegen die vielfach übliche Art der Behandlung medizinischer Themata in der Tagespresse, die Besprechung unreifer und

---

*) Nach einem im Verein für Kinderforschung am 11. Oktober 1903 gehaltenen Vortrage.

unfertiger Ergebnisse in derselben, der oft sensationelle Charakter derartiger Mitteilungen hatte mich, wie wohl auch viele Andere, zu einem Extrem der Zurückhaltung gedrängt, das mir heute nicht mehr berechtigt erscheint, das mich auch in Konflikt mit meinen eigenen Bestrebungen bringen mußte, als ich die vom Standpunkte des Nervenarztes aus wichtigen und maßgebenden Erziehungsgrundsätze aufzustellen versuchte. Meine damaligen Ausführungen konnten nur dadurch fruchtbringend werden, daß sie zur Kenntnis derer gelangten, denen die Erziehung der Jugend obliegt. Dann war es aber auch erforderlich, nicht mit Begriffen zu operieren, mit denen nur der Fachmann eine klare und bestimmte Vorstellung verbindet. In dieser Hinsicht sollen nun meine heutigen Mitteilungen eine Ergänzung und Vervollständigung der früheren bilden. Ich will nämlich — und zwar möglichst nur auf Grund der eigenen Erfahrung — über die Nervosität des Kindesalters sprechen und besonders über die Erscheinungen, durch welche sie sich am frühesten offenbart, welche die neuropathische Diathese, d. h. die angeborene Anlage zur Nervosität, schon in der Frühe des Lebens erkennen lassen. Meine Darstellung erstreckt sich nicht auf die organischen Gehirnkrankheiten, auch nicht auf die Geistesstörungen; selbst die Zustände angeborener Geistesschwäche und psychopathischer Minderwertigkeit werde ich, soweit es möglich ist, umgehen und mich streng auf das Gebiet der Neurasthenie, Hysterie und ihrer Mischformen beschränken.

Es gab eine Zeit, — und sie reicht fast bis in das letzte Dezennium hinein — in der es zunächst erforderlich gewesen wäre, den Nachweis zu führen, daß diese krankhaften Zustände überhaupt im Kindesalter vorkommen und eine häufige Erscheinung in demselben bilden. Dieser Aufgabe sind wir heute enthoben, nachdem eine Anzahl berufener Ärzte mit ihrer Erfahrung und Autorität dafür eingetreten sind und ein reiches Beweismaterial zusammengetragen haben.*) Übrigens muß schon die einfache Erwägung, daß die Erblichkeit, die angeborene Disposition, die wichtigste Ursache dieser Neurosen ist, zu der Voraussetzung führen, daß ihre ersten Äußerungen bereits in der Kindheit in die Erscheinung treten. Das Studium der Nervosität des Kindesalters erhält nun gerade dadurch einen besonderen Reiz und auch einen besonderen Wert, daß es uns Gelegenheit gibt, diese gewissermaßen an ihrer Quelle, in ihrem ersten Entwicklungsstadium zu beobachten und damit ihre Vorboten und Initialsymptome kennen zu lernen. Ferner ist ihr Auftreten in der Zeit der Entwicklung des kindlichen Organismus, des Erwachens der intellektuellen Kräfte ganz dazu angetan, ihr ein besonderes Gepräge oder doch wenigstens einzelne charakteristische Züge zu verleihen. Auch das ist eine Tatsache, welche diese Besprechung rechtfertigt.

---

Nur ausnahmsweise haben wir Gelegenheit, schon in der frühen Kindheit den ganzen Symptomen-

*) Ich will hier nur die Namen: Emminghaus, Krafft-Ebing, Erb, Baer, Bruns, Jolly, Binswanger, Saenger nennen und darf dabei anführen, daß ich selbst an verschiedenen Orten, besonders auch in meinem Lehrbuch der Nervenkrankheiten, der Hysterie und Nervosität des Kindesalters gedacht habe.

komplex der Neurasthenie oder Hysterie vor uns zu sehen. In der Regel ist es ein Symptom oder eine kleine Gruppe von Symptomen, welche die erste Äußerung der neuropathischen Anlage bildet. Dieser Umstand macht es verständlich, daß die Feststellung der letzteren, die Beurteilung und Bewertung jener zunächst vereinzelten Erscheinung große Sachkenntnis erfordert und daß die Frage, ob wir in ihr überhaupt etwas Krankhaftes oder nur eine individuelle Eigentümlichkeit zu erblicken haben, große Schwierigkeiten bereiten kann.

Wenn wir mit den psychischen Abnormitäten — unter Ausschluß der Geistesstörungen — beginnen, so spielen als Merkmale der Nervosität zunächst die Stimmungsanomalien und abnormen Gemüts-Reaktionen eine wesentliche Rolle. Da die ersteren gewöhnlich eine Folge der letzteren bilden, haben wir diese besonders ins Auge zu fassen. Die Art der Gemütsreaktion kann eine krankhafte sein: 1) Der Intensität nach, indem leichte Reize unverhältnismäßig starke Gefühlsausbrüche auslösen. Diese Reizbarkeit kann zu den frühesten Zeichen der Nervosität gehören, ja sie bildet sehr oft ihr Erstlingssymptom. Das umgekehrte Verhalten, die krankhafte Apathie und Indolenz, spielt bei den Neurosen im engeren Sinne nur eine untergeordnete Rolle. 2) Der Dauer nach, indem die durch einen Eindruck erzeugte Gemütsreaktion übermäßig lange haften bleibt, nicht schnell ausklingt, wie beim gesunden Kinde, sondern den Reiz unverhältnismäßig lange überdauert. Es handelt sich da in der Regel um Unlustgefühle, die durch ihren Beharrungszustand eine dauernde Verstimmung hervorbringen.

Die Nervosität kann sich aber auch 3) durch ein zu kurzes Haften und einen zu rapiden Wechsel der Gemütsreaktionen, durch eine ungewöhnlich starke Labilität der Stimmung kennzeichnen. Es ist aber gerade bei der Feststellung dieses Faktors der Kindesnatur im vollen Umfang Rechnung zu tragen: in der Seele des Kindes wohnen Lust und Unlust sehr nahe beieinander, die Stimmungen wechseln schnell und können jäh und unvermittelt ineinander übergehen. Indes gibt es doch auch hier eine Unbeständigkeit und eine Überstürzung, die den krankhaften Charakter ohne weiteres zur Schau trägt.

Man könnte schließlich noch 4) von einer perversen, paradoxen Gemütsreaktion sprechen, wenn Eindrücke, die bei normalen Kindern ein Lustgefühl hervorbringen oder ihre Stimmung überhaupt nicht beeinflussen, eine lebhafte Unlustreaktion erzeugen. Ich denke hier z. B. an die oft aufs äußerste gesteigerte Abneigung gegen bestimmte Farben, Gerüche und Geschmacksreize, die für das normale Kind indifferent sind oder gar ein Wohlgefühl bei ihm hervorrufen; indes gehören diese Erscheinungen zum Teil schon nicht mehr ganz in die psychische Sphäre hinein, andererseits ist es gerade hier sehr schwer, die Grenze zu bestimmen, wo das Pathologische anfängt, da der Individualität in dieser Hinsicht recht weit gehende Rechte eingeräumt werden müssen.

Zu den angeführten Momenten kommt nun ein weiteres, durch welches sich der krankhafte Charakter in der Gemütsreaktion am deutlichsten äußert, dadurch, daß sie nämlich 5) Erscheinungen hervorbringt bezw. sich in Formen und Zuständen offenbart, die dem normalen Kinde fremd sind. Dahin gehört z. B. die Steigerung des Lachens und Weinens zum Lach- und Weinkrampf, die Ausartung des Zornaffekts zu einem Krampf- oder Tobsuchtsanfall, der Eintritt von Ohnmacht bei lebhaften Sinnesreizen resp. seelischen Erregungen, von vasomotorischen Störungen z. B. Nesselausschlag (Urticaria) oder von Schüttelfrost im Anschluß und infolge von Gemütsbewegungen.

Die abnorme Reizbarkeit oder das Mißverhältnis zwischen der Intensität des Reizes und der Reaktion findet einen besonders deutlichen und sinnfälligen Ausdruck in der Schreckhaftigkeit. Die psychische und motorische Reaktion auf plötzlich einwirkende Sinnesreize, besonders der Seh- und Hör-Sphäre, oder auf entsprechende psychische Insulte, die sich in dem Vorgang des Sich-Erschreckens kundgibt, ist dem Säuglingsalter im allgemeinen fremd und entwickelt sich gemeiniglich erst mit der Bildung der Begriffe, mit dem Erwachen der Intelligenz. Im großen und ganzen verhält sich dann das gesunde Kind wie der gesunde Erwachsene, indem nur ungewöhnlich plötzlich einwirkende und starke Sinnesreize oder ihnen gleichwertige psychische Erregungen diese Reaktion auslösen. Allerdings ist für das Kind vieles neu und ungewohnt, was auf den Erwachsenen keinen Eindruck mehr macht und umgekehrt fehlt ihm noch das Verständnis für manche der den Erwachsenen erschreckenden Situationen. Von einer krankhaften Schreckhaftigkeit können wir zunächst da sprechen, wo schon unverhältnismäßig schwache Reize die Sensation des Schrecks auslösen und wo sowohl die Intensität der motorischen Reaktion, (d. h.

der durch den Schreck ausgelösten Muskeltätigkeit des Zusammenfahrens etc.) als auch die des begleitenden Unlustgefühls eine übermäßig starke und nachwirkende ist. Über die Intensität der psychischen Reaktion erhalten wir freilich von Kindern selten eine klare Auskunft, wir können sie aber ermessen an dem Grade der Furcht und des Bangens vor dem Schreck, an der Energie des Bestrebens, sich den schreckerregenden Eindrücken zu entziehen.*) Die Intensität der motorischen Reaktion ist ohne weiteres zu erkennen an der Heftigkeit des Zusammenfahrens und besonders an gewissen Begleit- und Folgeerscheinungen, die sich in der motorischen Sphäre abspielen und zum Teil sofort die krankhafte Natur der Reaktion bekunden. So kann sich aus der in der Regel blitzartig kurzen Muskelzuckung des Zusammenfahrens ein Krampf, eine Konvulsion entwickeln oder es kann die tonische Muskelspannung in ein lebhaftes Muskelzittern übergehen. Besonders charakteristisch ist es aber, wenn die Bewegungshemmung, die der Schreck auch beim Gesunden als vorübergehende Erscheinung erzeugt — „nicht sprechen können, kein Glied rühren können vor Schreck“ etc. — zu einer d a u e r n d e n wird, wenn sich also eine sog. Schreckstummheit oder Schrecklähmung entwickelt. Diese stellt immer eine pathologische Erscheinung dar und ist ein sicheres Zeichen der Nervosität.

Ich habe mich bei dieser Frage etwas länger aufgehalten, weil die Schreckhaftigkeit ein sehr

*) Einen gewissen Maßstab können wir auch, da der psychische Vorgang die Innervation des Herzens und Gefäßapparates, der Schweiß- und Speicheldrüsen beeinflußt, an der Veränderung dieser Funktionen finden.

häufiges Symptom der kindlichen Nervosität ist und zu den sich am frühesten geltend machenden Merkzeichen der angeborenen Neuropathie gehört. In etwa 19 von 40 Fällen, über die ich mir genauere Notizen gemacht habe, ist nach der Versicherung der sorgfältig beobachtenden Angehörigen die abnorme Schreckhaftigkeit das erste Symptom der Nervosität gewesen, das ihnen bei dem Kinde aufgefallen war. Oft war sie schon im Säuglingsalter, manchmal schon bald nach der Geburt zu Tage getreten. Bei einem Teil dieser Kinder rief fast jeder neue Eindruck, jedes unvermittelt einsetzende Geräusch, jedes ihm neue Gesichtsbild: das erstmalige Erblicken eines Pferdes, Hundes, selbst eines neuen Spielzeugs und dergl. eine lebhafte Schreckäußerung oder selbst einen länger dauernden Angstzustand hervor.

Ich muß hier jedoch eine Bemerkung einschalten: Die pathologische Schreckhaftigkeit ist nicht nur ein Symptom der Nervosität, sondern kommt im Kindesalter auch unter anderen Verhältnissen vor. So konnte ich darauf hinweisen, daß sie bei den sog. infantilen Diplegien, einer meist angeborenen organischen Hirnkrankheit, eine recht häufige Erscheinung bildet. Ich habe freilich den Eindruck gewonnen, daß hier meist nur die äußere Komponente, die motorische Schreckreaktion gesteigert ist, während nichts darauf hindeutet, daß auch die psychische Schreckerregung in krankhafter Weise erhöht ist. In einigen Fällen dieser Art habe ich das auch experimentell feststellen können.*)

*) Die Erscheinung äußerte sich hier darin, daß stärkere akustische Reize, z. B. das beim Aufschlagen mit der Hand

Von den Seelenstörungen, die sich auf dem Boden der Neurasthenie und Hysterie auch im Kindesalter entwickeln können, will ich nicht sprechen. Nur ein Symptomenkomplex, der sich als eine akute transitorische Geistesstörung darstellt, darf nicht übergangen werden, da er gerade bei der infantilen Hysterie nicht selten vorkommt, auf die Umgebung sehr alarmierend wirkt und recht oft auch von Ärzten verkannt wird: es sind das die sog. halluzinatorischen Delirien. Das von einem solchen Anfall betroffene Kind wird plötzlich verwirrt, unruhig, erregt, die Erregung kann sich bis zum Toben steigern, — bei genauerer Beobachtung ist es schnell zu erkennen, daß lebhafte Sinnestäuschungen und eine illusionäre Verkennung der Umgebung zu grunde liegen. Der Anfall, in dem das Kind völlig verändert erscheint, hat eine Dauer von ¼ — ½ Stunde, kann aber auch Stunden und länger anwähren. Nach dem Abklingen bietet das Kind wieder das gewöhnliche Verhalten, hat aber meistens nur eine ganz unklare Erinnerung an das Vorgefallene. Ich habe auch Fälle gesehen, in denen der kleine Patient ruhig saß oder lag und nur wie in einem Traumzustande vor sich hin weinte, aber durch Zureden in keiner Weise beeinflußt werden konnte. Nachdem dieser Anfall vorüber war, konnte ermittelt werden, daß er unter

---

auf den Tisch entstehende Geräusch einen Krampf in der Muskulatur des Rumpfes und der Extremitäten hervorbrachte. Dieser wiederholte sich nun bei oftmaliger, in kurzen Intervallen erfolgender Erneuerung des Reizes jedesmal in derselben Weise, ohne sich abzuschwächen und trat auch dann ein, wenn das Kind mit den Augen den Vorgang verfolgen konnte.

der Herrschaft eines schreckenerregenden Traumes gestanden hatte, der nicht etwa im natürlichen Schlafe entstanden war, sondern am Tage aus dem wachen Zustande heraus, scheinbar ganz abrupt sich entwickelt hatte.

Es gehört nicht hierher, auseinanderzusetzen, wie sich diese Anfälle von den auf epileptischer Grundlage entstehenden Delirien, Traum- und Dämmerzuständen unterscheiden.

Von anderen krankhaften Erscheinungen des Seelenlebens soll die krankhafte Neigung zum Lügen und Fabulieren, die sog. P s e u d o l o g i a p h a n t a s t i c a , ein meist hysterisches und besonders der Hysterie der Kinder zukommendes Symptom hier wenigstens angeführt werden.

Die neuropathische und psychopathische Anlage kann sich ferner schon im Kindesalter durch anfallsweise auftretende Zustände von t r i e b a r t i g e m D a v o n l a u f e n und Umherirren unter Bewußtseinstrübung bekunden — Affektionen, die begreiflicherweise zu sehr peinlichen Konsequenzen führen können, umsomehr als ihre krankhafte Natur meist lange Zeit verkannt wird.

Schließlich dürfen wir ein sehr charakteristisches Zeichen der Nervosität, das schon in den ersten Jahren des Schulbesuches zur Geltung kommen kann, an dieser Stelle nicht übergehen: die g e i s t i g e E r s c h ö p f b a r k e i t , die sich darin äußert, daß beim Lernen die Ermüdung ungewöhnlich schnell eintritt und sich teils durch peinliche Empfindungen, besonders Kopfdruck und Abspannung, teils auch objektiv durch völliges Versagen der Aufmerksamkeit und Merkfähigkeit,

Blässe des Gesichtes, Gähnkrampf und dergl. zu erkennen gibt.

Ich habe eine ganze Reihe nervöser Kinder kennen gelernt, die bei oberflächlicher Betrachtung als unintelligent oder selbst geistesschwach hätten gelten können, da sie trotz großen Fleißes in der Schule nicht fortkamen, während die genaue Prüfung ergab, daß es ihnen unmöglich war, die Aufmerksamkeit nur für Minuten anzuspannen und jede Denktätigkeit ungewöhnlich rasch zu völliger Ermüdung führte.

Wegen der innigen Beziehung des Schlafes zum Seelenleben sei an dieser Stelle das Wesentlichste über die Schlafstörungen bei der Nervosität des Kindesalters angeführt. Wenn die Schlaflosigkeit auch weit häufiger bei der Neurasthenie der Erwachsenen vorkommt, bildet sie doch auch im Kindesalter keineswegs ein ungewöhnliches Symptom. Die Insomnie des Säuglings- und frühen Kindesalters beruht freilich oft auf anderer Grundlage. In der zweiten Kindheit ist aber die neurasthenische Schlaflosigkeit schon eine nicht seltene Erscheinung, wenn sie auch nur ausnahmsweise einen Grad und eine Hartnäckigkeit erreicht, wie wir das bei der Neurasthenie des reiferen Alters beobachten.

Dazu kommen nun mannigfache Charakter-Veränderungen des Schlafes, welche sich nur oder vorwiegend bei nervösen Kindern entwickeln: große Bewegungsunruhe im Schlafe, so daß das Kind sich fortwährend hin- und herwälzt und -wirft, — seltener nehmen diese Bewegungen einen bestimmten, veitstanz- oder ticartigen Charakter an—, sich beim Einschlafen einstellendes und häufig wiederholendes, wie durch einen elektrischen Schlag ausgelöstes Zusammenfahren, ungewöhnlich lebhaftes und anhaltendes Träumen mit Aufschreien, Weinen oder Singen im Schlafe, dann die höheren Grade dieses Zustandes, die als nächtliches Aufschrecken (Pavor nocturnus) bezeichnet werden; schließlich das Nachtwandeln oder der nächtliche Somnambulismus, welches eine ausgesprochen neuropathische Erscheinung darstellt und nie bei gesunden Kindern vorkommt.

Auch das Zähneknirschen im Schlafe scheint mir vorwiegend bei nervösen Kindern aufzutreten. Es gibt noch andere Erscheinungen nervösen Ursprungs, die den Schlaf im Kindesalter beeinträchtigen können, wie z. B. das Bettnässen, Hautjucken und juckende Hautausschläge (Urticaria), doch können wir von einer eingehenden Erörterung derselben absehen. Auch die Erektionen und Pollutionen können vernachlässigt werden, da sie fast nur in der Epoche vorkommen, in der das Kindesalter in das juvenile übergeht. Nur in vereinzelten Fällen meiner Beobachtung haben Erektionen schon im frühen Knabenalter eine quälende Erscheinung gebildet.

Es reiht sich hier die Besprechung gewisser psychischer Abnormitäten an, die auf dem Boden der neuropathischen oder psychopathischen Anlage entstehen bei sonst geistig intakten und sogar in intellektueller Hinsicht oft hochstehenden Individuen: ich meine die sog. Phobien und Zwangsvorstellungen.

Über das Vorkommen dieser Störungen im Kindesalter ist aus der vorliegenden Literatur nicht viel zu entnehmen, wenn ihm auch einzelne Autoren Rechnung getragen haben. Ich möchte in diesem Vortrag überhaupt nur über das sprechen, was ich selbst gesehen und erfahren habe, und kann gerade auf Grund dessen behaupten, daß die sog. Phobien und auch die echten Zwangsvorstellungen im Kindesalter keine seltene Erscheinung bilden. Daß die Tatsache so wenig bekannt ist und so geringe Beachtung gefunden hat, liegt im wesentlichen in der Natur dieses Leidens begründet, Wer Erfahrung auf diesem Gebiete besitzt, weiß, welche Überwindung es den Patienten in der Regel kostet, Aufschluß über den Zustand zu geben und sich rückhaltlos über ihn auszulassen, wie man ihm oft geradezu das entsprechende Geständnis abringen muß. Meist ist wohl die falsche Vorstellung, mit ihm einen Geistesschaden bloßzustellen, die Urheberin dieser Zurückhaltung. Zu dieser Scheu kommt nun im Kindesalter noch die Schwierigkeit, sich über Seelenvorgänge klar zu werden und deutlich auszusprechen. Trotzdem ist es mir in einer nun schon großen Zahl von Fällen gelungen, durch sorgfältige Beobachtung und eine der Natur des Leidens und des Kindesalters angepaßte Methode der vorsichtigen Exploration über diese Zustände Auskunft und Bekenntnis zu erhalten. Besonders aber haben mir erwachsene Neurastheniker häufig erklärt, daß ihre Phobien und Zwangsvorstellungen bis in die früheste Kindheit zurückreichen. Zuweilen ist es ein bestimmtes Ereignis, ein mit starker psychischer Erregung verknüpfter Eindruck, der als die Ursache des Leidens hingestellt wird.

Es kommen zunächst Phobien vor, die den Idiosynkrasien sehr nahe stehen und zum

Teil von ihnen kaum zu trennen sind. Bei ihrer Entstehung spielen vererbte oder anerzogene, gelegentlich in Aberglauben und Mystik wurzelnde Vorstellungen eine Rolle — und es ist da oft schwer zu sagen, ob und inwieweit etwas Krankhaftes zu Grunde liegt. Ich habe da besonders die Idiosynkrasien gegen gewisse Tier-Arten (Mäuse, Spinnen, Kröten, Käfer, Würmer und dergl.) im Auge. Sie kommen zweifellos bei ganz gesunden Individuen vor und werden zuweilen von Generation zu Generation fortgeerbt. Sobald sich der Abscheu durch ein bestimmtes Erlebnis motivieren läßt, kann er an und für sich als eine pathologische Erscheinung nicht aufgefaßt werden. Aber schon die Intensität der Unlustgefühle, welche mit dem Gesichts- oder Berührungseindruck der verabscheuten Tierspezies verknüpft sind, kann die krankhafte Grundlage bekunden. Habe ich doch nervöse Kinder zu behandeln Gelegenheit gehabt, die unter diesen Verhältnissen von einem ausgesprochenen Angstanfall mit Zittern, Erblassen, Erbrechen, ja mit Konvulsionen ergriffen wurden; andere, bei denen die Vorstellung des entsprechenden Tieres, die lebhafte Erinnerung an dasselbe genügte, derartige Attacken auszulösen.

Stark betonte Unlustgefühle dieser und verwandter Art scheinen mir auch bei den Nahrungsidiosynkrasien zuweilen im Spiele zu sein. Ich habe nervöse Menschen behandelt, die in der Kindheit einmal einen besonders peinigenden Eindruck von einem blutenden Vogel oder von einem toten Fische erhalten hatten und seit jener Zeit außer Stande waren, Geflügel, Fisch oder auch nur das, was mit diesen in Berührung gekommen, zu genießen. Der erste Eindruck hatte ein starkes Ekelgefühl oder dergl. ausgelöst, das nun für immer mit ihm verknüpft blieb. Derartige Erinnerungsassoziationen werden immer fester, je länger sie bestehen, und es ist im Hinblick auf die Ernährungsfrage von großer Wichtigkeit, sie so früh wie möglich zu lockern.

Von den anderweitigen Phobien des Kindesalters können einige eine einfache Konsequenz der Erziehung sein, z. B. die Monophobie — die Furcht vor dem Alleinsein —, ferner die Furcht vor dem Dunkel, vor dem Gewitter etc., aber bei nervösen Kindern erhalten sie durch den hohen Grad der Verängstigung, durch die schon geschilderten abnormen Äußerungen dieser und die völlige Unfähigkeit, den Affekt zu beherrschen, ein besonderes Gepräge.

Andererseits kommen auch die echten Phobien, Zustände von Situationsangst, die immer pathologischen Charakter haben, z. B. die Agoraphobie oder Platzangst, die Reiseangst, das Entsetzen beim Anblick spitzer Gegenstände, die Schmutzberührungsfurcht, die Waschsucht etc. etc., auch im Kindesalter nicht selten vor.

Bei einigen meiner Patienten traten vor der Ausbildung dieser und verwandter Zustände gewisse Eigentümlichkeiten hervor, die zunächst als besonders scharf ausgeprägte Charakterzüge gedeutet werden mußten, z. B. eine skrupulöse, geradezu peinigende Pünktlichkeit und Ordnungsliebe, ein auffälliger Geiz, ein ungewöhnlicher Grad von Feigheit. Es bedarf aber noch weiterer, sorgfältiger Beobachtungen und Studien, um die etwaigen Beziehungen zwischen derartigen hervorstechenden

Charaktereigenschaften und gewissen Zwangszuständen klarzustellen.

Während es bei den bisher angeführten Phobien und Zwangsideen schwer sein kann, die Grenze zwischen dem Normalen und Pathologischen zu ziehen, kommen nun auf der anderen Seite auch im Kindesalter Affektionen dieser Art vor, die eine so schwere Hemmung hervorrufen, das ganze Gebahren und Verhalten des Kindes in dem Maße beherrschen, daß sie aus diesem Grunde verkannt und als Geistesstörung oder als rätselhafte Erscheinung angesehen werden. So behandelte ich ein Mädchen von 10 Jahren, das schon in der ersten Kindheit von heftigen Angstanfällen ergriffen wurde, wenn einer der Angehörigen, besonders Mutter oder Vater. das Haus verließen. Das Kind stellte sich in die Tür oder ans Fenster, vor Angst und Aufregung zitternd und war nicht vom Platze zu bringen, bis die Eltern zurückkehrten. Im Laufe der Zeit steigerte sich das Leiden, die Mutter durfte überhaupt das Zimmer nicht verlassen, schließlich war der Angstzustand des Kindes ein permanenter und beherrschte das Denken und Handeln so vollständig, daß es durchaus einem Geisteskranken glich. Es bedurfte einer sehr genauen Exploration, um festzustellen, daß die Zwangsvorstellung, es könne einem der Angehörigen ein Unglück passieren, zu grunde lag und daß ausschließlich diese für das eigentümliche Verhalten bestimmend war. Dieser Idee fehlten auch durchaus die Merkmale des Wahnes, da das Kind, sobald der Angstaffekt gewichen war, sich dessen bewußt war, daß den Eltern nichts Schlimmes zustoßen würde und die Furcht selbst als eine krankhafte empfand. Nachdem ich das Leiden erkannt hatte, gelang es mir, durch eine entsprechende Behandlung den Zustand wesentlich zu bessern.

In einem anderen Falle, dessen Analyse besonders schwierig war, bereitete ein 4—5-jähriges, sehr intelligentes Mädchen der Mutter die größte Qual dadurch, daß es sich nicht ankleiden ließ. Beim Versuch, ihm das Hemd, den Unterrock, ein Kleid anzuziehen, geriet es in einen Zustand heftiger Erregung und sträubte sich unter Weinen und Schreien gegen diese Prozedur. Hatte man ihm trotzdem die Bekleidung aufgenötigt, so stand es wie verzweifelt da, mit den Händen das Kleid und Hemd weit vom Körper abhaltend. Sobald man es wieder entkleidet hatte, war es ruhig und bot auch sonst — abgesehen von einigen nervösen Erscheinungen — nichts Abnormes. Man konnte sich das Verhalten nicht erklären. Als ich um Rat gefragt wurde, dachte ich zunächst an eine Hyperästhesie der Haut. Das traf aber nicht zu, da Berührungen. Reibung der Haut etc. keinerlei Schmerz hervorriefen und gut ertragen wurden. Da erinnerte ich mich, daß eine Art von Bekleidungsfurcht als schwere und besonders quälende Form der Zwangsvorstellung bei Erwachsenen vorkommt. Die Betroffenen haben, sobald sie ein Kleid anziehen, das Gefühl der Beengung oder die Vorstellung, daß der Körper schief, verschoben sei; oft ist es eine peinliche Empfindung, die sie nicht klar definieren können, aber sie lastet so auf ihnen, daß sie ganz davon gefangen genommen und in allen ihren Entschlüssen gehemmt sind. Bei einem Teil dieser Individuen macht sich die Qual nur dann geltend, wenn sie ein neues Kleidungsstück anziehen wollen, während sie sich bei längerem Gebrauch desselben allmählich verliert.

Diese Bekleidungs-Phobie war es, die bei dem sonst normalen, geistig intakten, aber schwer belasteten Kinde vorlag.

Ein 12-jähriger Knabe, der dieselbe Erscheinung, wenn auch in weniger prononzierter Weise darbot, beschuldigte die unangenehmen Empfindungen, welche Wolle, Seide und andere Stoffe ihm auf der Haut bereiteten, und es schien in diesem Falle in der Tat weniger eine Phobie als eine krankhafte Hyperästhesie zu sein.

Ein 54-jähriger Herr, der mich wegen neurasthenischer Schlaflosigkeit und Angstzuständen konsultierte, versicherte, daß er von seinem 5. bis zum 18. Jahre an Zweifelsucht, Beschmutzungsfurcht und quälendem Waschzwang gelitten habe — ein Leiden, das dann durch andere Erscheinungen der Neurasthenie abgelöst worden war.

Ein 6-jähriges Kind, das ich an diesem Übel behandelte, war ein Jahr lang mit der größten Strenge und allen erdenklichen Strafen behandelt worden, ehe der Verdacht auftauchte, daß es sich um einen Krankheitszustand handeln möge.

Bei einem 9-jährigen Knaben war es die Zwangsidee, sich versündigt zu haben, durch seine Gedanken anderen zu schaden etc., welche quälende Depressionszustände hervorrief.

Ich könnte noch eine große Reihe derartiger Fälle aus meiner Praxis anführen, möchte mich aber auf die geschilderten beschränken und nun zu der Betrachtung motorischer Reizerscheinungen oder psychomotorischer Vorgänge übergehen, die sich zum Teil noch eng an die Zwangszustände anschließen.

Die wichtigsten sind die, welche von den französischen Autoren mit der Bezeichnung des „Tic" belegt worden sind. Im großen und ganzen deckt sich der Begriff mit dem der Geste. Es gibt leichte und schwere, lokalisierte und generalisierte Formen desselben. Sie sind nach meinen Erfahrungen bei den Kindern neuropathischer Familien sehr verbreitet und werden meist verkannt. Fast immer wird das Leiden von den Angehörigen in der Weise mißdeutet, daß sie seine Äußerungen für eine „schlechte Gewohnheit" halten. Wir werden gleich sehen, inwieweit diese Auffassung etwas Zutreffendes enthält.*) Erst wenn Ermahnungen und Strafen nichts fruchten, wird der Arzt zu Rate gezogen. Ist er sachkundig, so weiß er schon aus der Schilderung eine richtige Diagnose zu stellen. Und das ist gut, denn das mit diesem Übel behaftete Kind besitzt in der Regel die Fähigkeit, die krankhaften Erscheinungen durch energische Willensanspannung für eine gewisse Zeit zu unterdrücken, so daß der untersuchende Arzt oft nichts Objektives feststellen kann. Sobald das Kind sich aber unbeobachtet glaubt, oder sobald seine Energie erlahmt, stellen sich die krampfhaften Bewegungen ein. Es handelt sich da meist um Augenblinzeln, Mundaufreißen, Hin- und Herwerfen des Kopfes, gestikulationsartige Bewegungen mit den Gliedmaßen, Schnalzen, Bellen, Räuspern, Ausstoßen von Worten häßlichen oder selbst obszönen Inhalts. Bald liegt nur eine solche Zwangsbewegung vor, bald ist ein größeres Muskelgebiet oder selbst der ganze Körper ergriffen. Mit dem sog. Veitstanz hat die Affektion nur eine oberflächliche Ähnlichkeit, wird aber häufig mit ihm verwechselt.

Es ist durchaus begreiflich, daß die Angehörigen im Beginn, bei schwacher Ausbildung und

*) Sie kommt auch darin zur Geltung, daß die Affektion als „Gewohnheitskrampf" „habit spasm" bezeichnet worden ist.

enger Begrenzung des Leidens an Unart und Gewohnheit denken. Es gibt auch in der Tat sogen. Gewohnheiten, die in ihrer äußeren Erscheinungsform dem Tic sehr nahe stehen. Aber die Brücke zum Krankhaften ist auch da schnell geschlagen. Die große Mehrzahl der Menschen, bei denen sich solche Gewohnheiten festsetzen und nicht abgeschüttelt werden können, sind nämlich Neuropathen. Bei diesen ist einmal die Neigung zur Nachahmung oft eine sehr ausgesprochene; andererseits werden die ursprünglich zweckmäßigen Reflex- und Ausdrucksbewegungen durch die krankhafte Neigung zur Repetition gerade bei ihnen leicht zu einem Zwang, zu triebartig ausgeführten Bewegungsakten, die dann schließlich dem Einfluß des Willens ganz entzogen sind. Der am Tic Leidende ist zwar häufig noch imstande, vorübergehend hemmend einzugreifen, aber es schafft ihm das ein Gefühl der Qual, der Spannung, die so unerträglich ist, daß er den krampfhaften Muskelbewegungen schnell wieder freies Spiel läßt.

Es bedarf kaum der Hervorhebung, wie wichtig es ist, die krankhafte Natur dieser Erscheinungen rechtzeitig zu erkennen. Besonders deshalb, weil es leichte, gerade an der Grenze des Pathologischen stehende Formen gibt, in denen durch stetes Erinnern und Ermahnen die Bewegungsakte unterdrückt werden können, noch bevor sie zu Zwangsbewegungen, zum eigentlichen Tic ausgeartet sind. Vor großer Strenge und vor der Anwendung von Strafe möchte ich aber immer warnen, da gerade die Verknüpfung dieser Muskelbewegungen mit dem Angstaffekt besonders geeignet ist, den echten Tic zur Entwicklung zu bringen. Ist das Leiden aber von vornherein in seiner ganzen Schwere, unter dem Bilde des sog. Tic général aufgetreten, so sind auch Ermahnungen ganz zwecklos und es bedarf einer systematischen Behandlung.

Für die Lehrer und Pädagogen haben diese Zustände noch ein besonderes Interesse dadurch, daß sie eine große Zerstreutheit und Unaufmerksamkeit mit sich bringen, daß diese Kinder mit einer oft guten Intelligenz eine beträchtliche Zerfahrenheit verbinden, dadurch in ihren Leistungen einseitig, mangelhaft und sprunghaft werden. Ja, ich habe Fälle gesehen, in denen diese Zerstreutheit im Vordergrunde des Leidens stand, während die motorische Komponente des Tic nur schwach ausgebildet war. Überhaupt möchte ich nicht versäumen, zu erwähnen, daß die Zerstreutheit auch im Kindesalter sehr oft eine Folge der Nervosität ist und zu ihren frühen Merkmalen gehören kann.

Auf dem Grenzgebiet zwischen der sog. schlechten Gewohnheit und dem Tic finden wir noch eine Reihe von Störungen, die meistens schon den neuropathischen Charakter haben. Hierher rechne ich das Nägelkauen, das Haarepflücken, das Abzupfen der Haut und dergl. Gewiß kommen diese Neigungen in schwacher Ausbildung auch bei gesunden Kindern vor, aber bei den nervösen werden sie zu einem unwiderstehlichen Zwang und führen zuweilen zu recht unangenehmen Verunstaltungen und Selbstbeschädigungen. Ich habe erwachsene Neuropathen behandelt, die an diesem Übel seit früher Kindheit litten und überhaupt keine Spur eines Nagels mehr besaßen; die Endphalangen ihrer Finger waren vielmehr wie mit Narben bedeckt und völlig verunstaltet. Das sind natürlich Ausartungen, die nur selten vorkommen.

Man hat behauptet, daß die mit diesen Neigungen behafteten Kinder Aspiranten der Masturbation wären. In der Annahme dieser Beziehungen ist man aber viel zu weit gegangen. Das Nägelknabbern und Daumenlutschen hat mit der Onanie direkt nichts zu tun. Die Erscheinung deutet nur darauf hin, daß es sich um Individuen handelt, bei denen sich Gewohnheiten leicht fixieren und einen triebartigen Charakter annehmen. In diesem Sinne sind sie nun auch für die Masturbation prädisponiert. Es bedarf aber doch noch der Verführung und resp. oder eines frühzeitigen Erwachens der Libido sexualis, um diese Neigung auszubilden.

Den Tickern in gewisser Hinsicht verwandt sind die Kinder mit allgemeiner motorischer Unruhe, die keinen Augenblick stille sitzen, ihre Gliedmaßen nicht ruhig halten können und durch ihr zappeliges, unstetes Wesen den Eltern und Lehrern viel zu schaffen machen. Bei genauer Betrachtung ist auch diese Unruhe meistens eine psychomotorische. d. h. die Kinder sind lebhaft im Denken und Fühlen und die psychischen Vorgänge werden ungehemmt in motorische Akte umgesetzt. Freilich darf man nicht vergessen, daß diese Art der Beweglichkeit dem Kindesalter überhaupt eigentümlich ist, daß die Gemütsbewegungen hier noch frei und ungezügelt in die motorische Sphäre eindringen und sich in Muskelzuckungen entladen. Die mimischen Ausdrucksbewegungen sind hier noch lebhaft und ursprünglich. Erst durch die Erziehung im Haus und in der Schule und am energischsten durch den Militärdienst wird die Kunst der Beherrschung des Bewegungsapparates erlernt. Temperament und Rasse spielen hier eine große Rolle. Ich brauche Sie nicht an gewisse volkstümliche Redensarten, die, wenn sie auch von Gehässigkeit zeugen, doch in dieser Hinsicht zutreffend sind, zu erinnern.

Diese Faktoren sind also zu berücksichtigen, ehe man in der Lebhaftigkeit der Bewegungen etwas Krankhaftes erblickt. Zweifellos kann sich nun aber auf dem Boden der Nervosität und der neuropathischen Anlage eine Form der motorischen Unruhe entwickeln, die durch ihre Intensität und Zügellosigkeit den krankhaften Charakter offenbart. Ich habe nervöse Kinder dieser Art gesehen, bei denen auch im Schlafe die Bewegungsunruhe nicht aufhörte oder gar erst während desselben besonders lebhaft wurde.

Daß auch Krampfzustände mannigfacher Art schon im frühen Kindesalter vorkommen und sich zum Teil besonders auf dem Boden der neuropathischen Diathese entwickeln, will ich nur beiläufig anführen, ohne dieser Frage hier näher zu treten. Die Beurteilung der Krämpfe und ihre Differenzierung verlangt genaueste ärztliche Sachkenntnis und ich halte es für richtiger, dieses Gebiet ganz von meinen Betrachtungen auszuschließen.

Desgleichen möchte ich auf eine Schilderung der Sprachstörungen des Kindesalters verzichten und nur das eine hervorheben, daß sie fast alle — und in erster Linie gilt es für das Stottern — die innigste Beziehung zum Nervensystem haben und zu den beachtenswerten Merkmalen der angeborenen Nervosität gehören.

Es gibt auch Formen des hysterischen und neurasthenischen Zitterns, die schon in der Kindheit, besonders bei den ersten Schreibeversuchen, in die Erscheinung treten und sich durch große Hartnäckigkeit auszeichnen können. Neben den die willkürlichen Bewegungen begleitenden sind es besonders die emotionellen, d. h. durch Gemütsbewegungen ausgelösten Formen des Zitterns, die man bei nervösen Kindern beobachten kann. Beachtenswert ist ferner die Tatsache, daß es ein ererbtes, sich durch Generationen forterbendes Zittern gibt, welches als isolierte Erscheinung bei sonst gesunden Kindern sich entwickeln kann.

---

Gegenüber den motorischen Reizerscheinungen treten Lähmungssymptome bei der Nervosität des Kindesalters entschieden in den Hintergrund. Die einfache Muskelschwäche und Ermüdbarkeit gehört zwar auch zu den Attributen der Neurasthenia infantilis, ist aber hier selten sehr ausgeprägt. Immerhin habe ich von den mich konsultierenden Erwachsenen öfter die Klage gehört, daß sie von früher Kindheit an keiner rechten Muskelleistung fähig waren, daß sich beim Gehen und besonders beim Stehen sehr bald das Gefühl der Ermüdung oder Erschöpfung eingestellt habe. In einem Teil der Fälle machte sich diese Insuffizienz nach zwei anderen Richtungen geltend. Die Erschöpfung betraf nicht nur die angestrengten Muskeln, sondern den ganzen Organismus, äußerte sich u. a. auch durch die Unfähigkeit zu jeder geistigen Arbeit nach einer körperlichen Anstrengung, durch gänzliche Appetitlosigkeit, Gähnkrampf, Schüttelfrost, Weinen etc. Oder es waren die durch die körperliche Leistung ausgelösten Schmerzen im Rücken und in den Extremitäten, welche der Muskeltätigkeit schnell ein Ziel setzten. Diese Form, aus welcher sich bei ihrer Ausartung die sog. Akinesia algera entwickeln kann, kam besonders bei Mädchen vor.

Einigemale hörte ich auch klagen, daß die Verdauungsarbeit einen lähmenden Einfluß dieses Charakters habe, so daß sich nach jeder Mahlzeit ein Erschöpfungszustand, begleitet von unangenehmen Empfindungen der verschiedensten Art einstelle, — doch haben sich die Beschwerden dieser Art nur ausnahmsweise vor dem Jünglingsalter ausgebildet.

Ausgesprochene Lähmungen gehören nicht zu den Symptomen der einfachen Nervosität, doch bringt die Hysterie sie auch im Kindesalter ziemlich häufig hervor. Besonders ist die plötzlich einsetzende Stimmlosigkeit und die Abasie oder Gehlähmung ein nicht ungewöhnliches Zeichen der Hysteria infantilis. Die nähere Betrachtung dieser Zustände, die immer der ärztlichen Beurteilung und Behandlung bedürfen, gehört nicht hierher. Erwähnen will ich nur, daß Verletzungen sehr geeignet sind, schon im Kindesalter Lähmungen dieser Art hervorzurufen.

Ich wende mich nun gleich einer Gruppe von Erscheinungen zu, die als besonders charakteristische Merkmale der Nervosität angesehen werden können und oft schon in der ersten Lebenszeit die nervöse Anlage verraten: es ist die Gruppe der vasomotorischen Störungen, d. i.

der sich im Bereich des Blutkreislauf-Apparates abspielenden.

Es gibt Individuen, bei denen die Nervosität sich ausschließlich oder doch vorwiegend durch diese Erscheinungen manifestiert; auch ist es nicht ungewöhnlich, daß gerade diese vasomotorische Form der Nervosität sich vererbt, so daß oft zahlreiche Mitglieder einer Familie davon betroffen sind.

Diese vasomotorischen Naturen, wie ich sie nenne, haben gewöhnlich schon von Kind auf unter Zirkulationsstörungen zu leiden. Eine der häufigsten Erscheinungen ist das Kältegefühl an Händen und Füßen, dem meist auch eine Blässe und Temperaturerniedrigung der Haut an diesen Teilen, zuweilen eine ausgesprochene Neigung zu bläulichroter Verfärbung unter dem Einfluß der Kälte, ja manchmal selbst bei warmer Außentemperatur, entspricht. Auch die Gesichtsfarbe wechseln sie ungewöhnlich leicht und schnell, d. h. die Füllung der Blutgefäße ist hier großen Schwankungen unterworfen. Sie erröten somit leicht und übermäßig, und ohne jeden Übergang kann die Röte dem Erblassen weichen. Auf der wechselnden Blutfülle beruht es auch, daß das Gesicht jetzt voll und gerundet und nach kurzer Zeit schlaff und eingefallen erscheinen kann. — Seltener kommt der sog. Totenfinger: ein anfallsweise erfolgendes Absterben und völliges Erblassen der Haut an einem oder einzelnen Fingern vor.

Die Kinder dieser Gruppe sind oft empfindlich gegen Hautreize, so daß ein Druck oder Stich eine intensive Rötung und Quaddelbildung erzeugt. Überhaupt werden sie leicht von Nesselausschlag befallen, sei es unter dem Einfluß von Gemütserregungen oder nach dem Genuß gewisser Speisen. Nach einem Insektenstich erreicht die Hautschwellung oft ungewöhnliche Grade. Auch ohne äußeren Reiz können Schwellungen bald an dieser, bald an jener Stelle auftreten. Oft genügt die Vorstellung eines juckenden Hautreizes, z. B. eines Flohes, um Nesselausschlag oder Hautschwellung herbeizuführen. Bei einigen der so veranlagten Personen können Blutergüsse in die Haut durch den leichtesten mechanischen Reiz hervorgerufen werden, scheinbar sogar spontan entstehen. Vielfach ist mit der abnormen Erregbarkeit des Gefäßnervensystems auch eine Neigung zu einem bald mehr lokalisierten, bald allgemeinen Schwitzen verbunden.

Bei einigen dieser Individuen besteht eine ausgesprochene Intoleranz gegen Alkohol, so daß beim Genuß ganz kleiner Quantitäten, wie sie z. B. in einer Weinsauce oder Biersuppe enthalten sind, das Gesicht und namentlich die Schleimhäute des Halses und Rachens sich lebhaft röten und schwellen.

Eigentümliche Formen von Schnupfen mit übermäßiger Sekretion einer wasserklaren Flüssigkeit und heftigem Niesen kommen dabei vor; das plötzliche Einsetzen und Aufhören nach kurzem Bestande ist ebenfalls diesen nervösen Formen eigen.

Gewisse Formen des Kopfschmerzes und Schwindels können ein Ausfluß dieser vasomotorischen Anlage sein. Ebenso ist das nervöse Herzklopfen und die Unregelmäßigkeit des Herzschlags, die schon im Kindesalter vorkommt, an dieser Stelle anzuführen.

Auf derselben Grundlage kann sich eine weitere Erscheinung entwickeln, die freilich oft genug einen anderen Ursprung hat: die Neigung zu Ohnmachten. Wie die meisten der angeführten Symptome hat auch dieses einen familiären Charakter und wird durch Generationen fortgeerbt. Bei jedem Schmerz, bei jedem peinlichen Eindruck: besonders beim Sehen von Blut, beim Aufenthalt in schlechter Luft, werden diese Individuen von einer Ohnmacht befallen, die bald nur eine oberflächliche, bald mit vollkommener Bewußtlosigkeit verknüpft ist. Ich hatte Gelegenheit, Tochter und Mutter an diesem Übel zu behandeln, bei denen selbst das Eintauchen der Hände in kaltes Wasser einen Ohnmachtsanfall auslöste. Wahrscheinlich beruhen diese Zustände auf einer ererbten Reizbarkeit des vasomotorischen Zentrums im verlängerten Marke.

Ich erwähne an dieser Stelle noch eine Erscheinung, die zwar nicht in direktem Zusammenhang mit den vasomotorischen Phänomenen steht, aber doch gewisse Beziehungen zu ihnen hat: das nervöse Erbrechen. Es gibt Kinder, die bei jeder Aufregung von Erbrechen befallen werden. Besonders typisch ist das Erbrechen am Morgen vor dem Schulbesuch. Es ist keineswegs immer die begründete Furcht vor der Schule und es sind keineswegs vorwiegend schlechte Schüler, die an diesem Übel leiden, sondern es ist eine nervöse Erregung unbestimmter Art, die sich vielfach mit dem sog. Erwartungsaffekt deckt, welche das Erbrechen veranlaßt. Bei manchen dieser Kinder rufen z. B. auch freudige Erregungen das Erbrechen hervor. So wurde mir ein 11-jähriger Knabe vorgeführt, der seit seinem dritten Lebensjahre an Erbrechen bei jeder Erregung, besonders aber bei jeder ihm bevorstehenden Freude litt. Stand ihm z. B. eine Fahrt mit dem Wagen oder mit der Bahn bevor, auf die er sich freute, so mußte er meist dem Brechzwang nachgeben. Schließlich stellte sich dieser auch vor jeder Begegnung mit Menschen ein, so daß er sich im Knabenalter ganz von dem Verkehr abschloß und vor jedem kleinen Unternehmen hungerte, in der Ansicht, daß er dadurch das Erbrechen verhüten könne. Von Interesse war es, daß der Vater bis zu seinem 20. Lebensjahr an derselben Affektion gelitten hatte.

Zwei Momente scheinen mir bei diesem Symptom in Frage zu kommen: 1. Die abnorme Erregbarkeit des Brechzentrums; 2. die abnorme Verknüpfung einer Vorstellung, eines Erinnerungsbildes mit dem Brechakt.

Beispiel: Das Kind hat einmal vor dem Schulbesuch sein Frühstück hastig heruntergeschlungen und dann den Schulweg ebenso hastig angetreten, um nicht zu spät zu kommen. Unter diesen Verhältnissen erfolgte unterwegs Erbrechen. Von nun an ist der Gedanke an den bevorstehenden Schulbesuch die Vorstellung, welche den Brechakt auslöst.

Mit der abnormen Empfindlichkeit des vasomotorischen und Brechzentrums ist auch oft eine Hyperästhesie der Gleichgewichtszentren verbunden, so daß bei plötzlichen oder ungewöhnlich schnellen Veränderungen der Beziehungen zum Raume (Drehbewegungen, Karusselfahrt, Eisenbahnfahrt mit Rücksitz u. s. w.), Schwindel, Übelkeit und Erbrechen eintritt.

Ich habe bei Erwachsenen, die an anfallsweise auftretenden quälenden Schwindelzuständen litten, wiederholt feststellen können, daß diese Übererregbarkeit der Gleichgewichtszentren von Kind auf bestand. Bei ihnen bedurfte es nur einer geringfügigen peripherischen Ursache (leichter Ohrkatarrh oder dergl.), um diese sonst schwer erklärbaren Schwindelattacken auszulösen.

Gewisse Berührungspunkte in genetischer Hinsicht hat mit den erwähnten vasomotorischen Störungen auch das nervöse Asthma, das zu den frühen Zeichen der angeborenen Nervosität gehören kann. Leider wird der nervöse Ursprung und Charakter dieses Übels noch gar zu häufig verkannt.

---

Wir wollen nun die abnormen Erscheinungen in der sensiblen und sensorischen Sphäre betrachten, die als Vorboten und frühe Zeichen der Nervosität, auch für die infantile Form besonders gewürdigt werden müssen.

Von schmerzhaften Zuständen sind da in erster Linie der Kopfschmerz und die Migräne zu nennen. Es ist nicht ungewöhnlich, daß der nervöse Kopfschmerz schon in der frühen Kindheit, vor der Zeit des Schulbesuchs, auftritt. Besonders gilt das für die hereditären Formen dieses Leidens und in erster Linie für die Migräne. An dem neuropathischen Ursprung dieser Affektionen ist nicht zu zweifeln. Aber auch der sogen. Schulkopfschmerz ist eine Beschwerde, die wenigstens mit Vorliebe die nervös veranlagten Kinder befällt. Weniger bekannt ist der nervöse Rückenschmerz, der namentlich bei Mädchen nicht selten vorkommt und wohl durch Überanstrengung beim Sitzen in gebückter Stellung (Schreiben, Handarbeit etc.)

ausgelöst werden kann, aber doch in der nervösen Anlage wurzelt.

Magen- und Leibschmerz, die bei Erwachsenen nicht selten den verschiedenen Formen der Nervosität entspringen, haben auch im Kindesalter zuweilen diese Grundlage. Die Hysterie kann schon in der Kindheit Schmerzen an jeder Körperstelle hervorbringen.

Ein größeres Interesse beansprucht in dieser Hinsicht die Hyperästhesie. Betrachten wir zunächst die Hyperästhesie der Sinnesorgane. Eine der wichtigsten und häufigsten Formen — die Überempfindlichkeit gegen Geräusche — kommt bei Kindern nicht gerade oft vor. Immerhin hatte ich Gelegenheit, Kinder zu behandeln, die von dieser Reizbarkeit der Gehörsnerven in demselben Maße gequält wurden, wie die erwachsenen Neurastheniker. Die optische Hyperästhesie, die gesteigerte Empfindlichkeit gegen die den Sehnerven treffenden Reize, gehört ebenfalls zu den Symptomen der kindlichen Nervosität und kann gerade hier mannigfache Störungen, wie z. B. Lidmuskelkrampf, im Gefolge haben. — Wir verdanken Wilbrand und Sänger, die die sog. asthenopischen Beschwerden an Kindern zu studieren in reichem Maße Gelegenheit hatten, sehr lehrreiche Mitteilungen über dieses Leiden. Neben der Hyperästhesie des Sehnerven scheint freilich eine abnorme Ermüdbarkeit des Akkomodationsmuskels dabei eine wesentliche Rolle zu spielen.

Dem schon angeführten Symptom des nervösen Erbrechens kann auch eine sensorische Hyperästhesie, nämlich eine Überempfindlichkeit gegen widerliche Geruchs- und Geschmacksreize, zugrunde liegen.

Die Hyperästhesie im engeren Sinne dokumentiert sich dadurch, daß mechanische Reize der Haut und Weichteile, die bei dem Gesunden keinerlei oder nur ein geringes Unlustgefühl erzeugen, schmerzauslösend wirken bezw. selbst einen als unerträglich geschilderten Schmerz hervorzubringen im stande sind.

Es gibt nervöse Kinder, bei denen die Haut und die Weichteile am ganzen Körper oder an bestimmten Stellen, z. B. an der Außenfläche des Oberarms, in diesem Sinne hyperästhetisch sind. Auf eine recht interessante Abart resp. Lokalisation dieser Hyperästhesie konnte ich vor kurzem die Aufmerksamkeit der Fachgenossen lenken: Die Hyperästhesia unguium (die Überempfindlichkeit der Nägel). Ich fand die Erscheinung, die sich darin äußert, daß das Reinigen und Beschneiden der Nägel einen übermäßgen Schmerz hervorruft, nur bei nervösen Kindern. Heute möchte ich auf eine weitere Form resp. Lokalisation dieser Überempfindlichkeit hinweisen, die mir in den letzten Jahren besonders bei Erwachsenen begegnet ist und die dadurch auch für uns ein großes Interesse hat, daß diese sie bis in die frühe Kindheit zurückdatieren konnten: Die Hyperästhesie der Kopfhaare. Bei einer meiner Patientinnen handelte es sich um ein ererbtes Übel, an dem auch Mutter und Großmutter gelitten hatten. Jede Berührung der Kopfhaare war ihr in dem Maße schmerzhaft, daß ihr das Kämmen und Ordnen der Haare die größte Pein bereitete und meist höchst oberflächlich betrieben werden mußte. Eine Dame, die auch eine Reihe anderweitiger Symptome der Hysterie und Neurasthenie bot, wurde ebenfalls seit ihrer Kindheit von dieser Hyperästhesie geplagt. Sie machte sich freilich nicht zu allen Zeiten in gleichem Maße geltend, war aber meist so stark, daß sie weder Netz noch Kamm tragen konnte und tageweise unfrisiert bleiben mußte. Bei einem Knaben hatte diese Störung einen solchen Grad erreicht, daß die verängstigten Eltern auf Kämmen und Bürsten der Haare seit Wochen verzichtet hatten und mir das Kind in ganz verwahrlostem Zustande zuführten.

Wenn diese Hyperästhesien auch oft einen psychogenen Ursprung haben, scheint mir doch gerade das familiäre Auftreten darauf hinzuweisen, daß das nicht immer zutrifft. Es ist durchaus denkbar, daß ein nervöses Individuum, bei dem sich die Hyperästhesie auf autosuggestivem Wege entwickelt hat, Kinder zur Welt bringt, auf welche nur diese übertragen wird.

Die Empfindlichkeit gegen Kälte und Hitze, die bei nervösen Kindern zuweilen einen hohen Grad erreicht, können wir auch zu den Hyperästhesien rechnen, wenngleich noch andere Faktoren dabei im Spiel sein können.

Über Parästhesien (Empfindungen mancherlei Art ohne nachweisbaren äußeren Reiz) klagen nervöse Kinder nach meiner Erfahrung selten, wenn man nicht das Hautjucken hierher rechnen will, das auch im Kindesalter ein quälendes Symptom sein kann. Ferner hat in einzelnen Fällen meiner Beobachtung das sog. Einschlafen der Glieder schon im Kindesalter eine lästige Erscheinung gebildet. Manchmal tritt es nur während des Schlafes ein und unterbricht diesen in störender Weise. Auch über die Abstumpfung des Gefühls (und der Sinnesfunktionen), über die Hypästhesie und Anästhesie läßt sich nicht viel sagen. Allerdings bringt die Hysterie auch bei Kindern die verschiedenen Störungen dieses Charakters, z. B. die ein- oder doppelseitige Blindheit, die Taubheit, die halbseitige Gefühlsabstumpfung etc., hervor, aber doch nur in vereinzelten Fällen.

Im übrigen ist die Abstumpfung der Sensibilität, besonders gegen schmerzhafte Reize, eine häufige Erscheinung bei der angeborenen Geistesschwäche, den verschiedenen Formen der Idiotie, verdient also hier keine weitere Berücksichtigung.

An die besprochenen Störungen der Zirkulation und des Empfindungsvermögens reihen sich die sog. trophischen oder Ernährungsstörungen an. Ich habe hier nicht den allgemeinen Ernährungszustand im Sinne, will aber doch bei der Gelegenheit bemerken, daß die nervösen Kinder oft zart, mager und muskelschwach sind und daß auch das blasse Aussehen, gewisse Formen der Blutarmut eine einfache Folge der Nervosität sein können. Andererseits gibt es eine Form der Fettleibigkeit im Kindesalter, die mir mehrfach im Geleit schwerer Nervosität begegnet ist. — Trophische Störungen im engeren Sinne gehören zu den selteneren Zeichen der infantilen Neuropathie. Am häufigsten kommt noch eine Form des Haarausfalls (der Alopecie) auf dieser Grundlage vor. Auch ein Ergrauen einzelner Haarbüschel habe ich in vereinzelten Fällen schon bei Kindern beobachtet, z. B. auch bei Vater und Sohn an derselben Stelle des Kopfes. Nächstdem sind es die

Nägel, an denen Ernährungsstörungen infolge nervöser Anlage auch im Kindesalter gelegentlich zur Ausbildung kommen. Es handelt sich da besonders um eine abnorme Brüchigkeit und um spontanen Ausfall einzelner oder aller Nägel. Ich sehe hier ab von den schon erwähnten, durch Selbstbeschädigung bedingten Nagelverunstaltungen.

Hautausschläge mannigfacher Art (Urticaria, Herpes, Ekzem) können auf dem Boden der Neurasthenie und Hysterie im Kindesalter entstehen. Auch schwerere Ernährungsstörungen, selbst gewisse Formen des Brandes sind in Beziehung zur neuropathischen Diathese gebracht worden.

Bei hysterischen Kindern ist unter solchen Verhältnissen immer mit der Möglichkeit der Selbstbeschädigung, der künstlichen Erzeugung und Unterhaltung von Geschwüren und dergl. zu rechnen.

---

Der Verdauungsapparat bildet auch bei Kindern sehr oft den Ausgangs- und Ansiedelungsort nervöser Beschwerden und Erscheinungen.

Es gibt zunächst eine Form der Appetitlosigkeit dieses Charakters und Ursprungs. Sie kann sehr hartnäckig sein, eine beträchtliche Abmagerung zur Folge haben und bei unzweckmäßiger Behandlung selbst das Leben gefährden.

Auf gewisse Idiosynkrasien gegen Nahrungsmittel wurde oben hingewiesen. Wir hatten dabei aber nur die psychologische Seite berücksichtigt. Es ist deshalb an dieser Stelle noch die Tatsache zu erwähnen, daß bei nervösen Individuen eine wirkliche Intoleranz des Magens gegen gewisse Speisen (Eier, Milch, Butter, bestimmte Fleischsorten und Gemüsearten etc. etc.), schon in der Kindheit hervortreten und sich dadurch äußern kann, daß der Genuß derselben jedesmal eine Magenverstimmung zur Folge hat. Auch da macht sich oft ein familiärer Zug geltend, und es ist gewiß denkbar, daß bei einem der Aszendenten die Abneigung einen psychischen Ursprung hatte, während es sich bei den Nachkommen um eine ererbte reelle Intoleranz handelt.

Der „schwache Magen", d. h. eine mangelhafte Leistungs- und Widerstandsfähigkeit des Magens, eine Launenhaftigkeit desselben mit ausgesprochener Disposition zu Verdauungsbeschwerden bei reichlichem Genuß oder der Aufnahme sog. schwerer Speisen findet sich überhaupt häufig in nervösen Familien und kann sich schon in der Kindheit in unangenehmer oder selbst quälender Weise fühlbar machen.

Es ist damit schon gesagt, daß die nervöse Dyspepsie in ihren verschiedenen Formen und Äußerungen in der Kindheit vorkommt.

Von einzelnen Beschwerden dieser Art möchte ich das Aufstoßen besonders hervorheben, das bei nervösen Kindern eine gewöhnliche Erscheinung bildet und zu einem Leiden ausarten kann. Auf das sehr seltene Symptom des Wiederkäuens will ich nicht näher eingehen.

Sehr beachtenswert ist ferner die Tatsache, daß die Stuhlverstopfung zu den frühesten Merkmalen der nervösen Anlage gehören kann. Sie bildet oft ein erbliches, familiäres Übel, und ich habe nach meinen Erfahrungen die Überzeugung, daß es sich meist um einen nervösen Untergrund handelt. Von dem nervösen Erbrechen ist schon die Rede gewesen. Auch Diarrhöen können diesen Ursprung haben. Es gibt Kinder, die bei jeder Erregung an Durchfall leiden. Schleimabgang und die Entleerung häutiger Membranen kann ebenfalls zu den Folgen dieser nervösen Darmreizung gehören.

In der Urogenitalsphäre, d. h. im Bereich der Blasen- und Geschlechtsfunktionen kann die nervöse Anlage sich frühzeitig bekunden. So ist das nächtliche Bettnässen und der viel seltenere unfreiwillige Harnabgang am Tage ein Symptom, das wenigstens sehr häufig auf angeborener Nervosität beruht. Es gibt nervöse Kinder, die bei jeder größeren Aufregung den Urin, zuweilen auch den Stuhl unter sich lassen, während die entsprechenden Schließmuskeln sonst gut funktionieren.

Eine psychisch vermittelte Hemmung der Blasenfunktion kommt ebenfalls vor. Zunächst gibt es neuropathische Kinder, die in Gegenwart anderer den Harn nicht entleeren können; das kann sich nun bis zu dem Maße steigern, daß schon die Vorstellung des Beobachtet- oder Überraschtwerdens die Fähigkeit der Harnentleerung aufhebt. Schließlich kann sich diese Hemmung mit einem Angstaffekt verknüpfen, der nun jedesmal eintritt, wenn diese Individuen in einem geschlossenen Raume, z. B. in der Schule, vom Harndrang befallen werden.

Auch die übermäßig reichliche Harnsekretion, sowie ein auffälliger Wechsel zwischen Oligurie (Entleerung geringer Harnquantitäten) und Polyurie kann zu den Zeichen der Neurasthenia infantilis gehören.

Es ist bekannt, daß bei Kindern, die von nervösen Eltern stammen, die Geschlechtslust oft ungewöhnlich früh erwacht. Von einer Gesetzmäßigkeit des Verhaltens kann jedoch in dieser Hinsicht keine Rede sein. Die durch ihr vorzeitiges Auftreten und die Maßlosigkeit ungewöhnlichen Formen der Onanie beobachtet man wohl nur bei nervösen oder von Haus aus geistesschwachen, bezw. psychopathisch minderwertigen Kindern. Es ist ferner beachtenswert, daß nach dem Geständnis Erwachsener die Entstehung der sexuellen Perversitäten oft bis in die frühe Kindheit zurückreicht. Andererseits darf man aber auch nicht außer acht lassen, daß der Ausbildung des normalen Sexualtriebs eine Periode unklarer und selbst perverser geschlechtlicher Vorstellungen und Empfindungen in der Kindheit vorausgehen kann. — Nicht selten hörte ich nervöse junge Männer darüber Klage führen, daß sich bei schwierigen Aufgaben, bei einem Angstaffekt, der die Vorstellung mit einer Arbeit nicht rechtzeitig fertig zu werden, einen Zug nicht zu erreichen etc. begleitete, schon lange bevor der Geschlechtstrieb erwacht war, Erektionen und selbst Samenabgang eingestellt habe.

Meine Herren! Ich bin am Schlusse meiner Darlegungen. Ich habe Ihnen gezeigt, daß die Nervosität das Kind schon auf seinem ersten Lebensweg begleiten und sich in den mannigfaltigsten Erscheinungen äußern kann. Das Hauptziel, das ich mit dieser Schilderung erreichen wollte, war aber das, auch den Nicht-Ärzten die Möglichkeit zu gewähren, die ersten Keime und Knospen dieses Leidens bei ihren Kindern und Pflegebefohlenen zu erkennen. Aber gerade in dieser Hinsicht liegt es mir noch ob, vor einem Fehlschluß und Fehlgriff zu warnen. Ich habe einzelne Erscheinungen angeführt und ihnen die Bedeutung von Symptomen der Nervosität zuerkannt. Dabei ist wohl schon beiläufig auf die Tatsache hingewiesen, die ich hier nun noch einmal scharf und bestimmt betonen will, daß es sich bei einem Teil der angeführten Störungen um Abweichungen von der Norm, um Eigentümlichkeiten handelt, die ererbt oder erworben sein können, ohne daß sich aus ihnen jemals ein ausgesprochenes Leiden zu entwickeln braucht. Andererseits können einzelne dieser Funktionsstörungen auch durch andere Krankheiten, selbst durch solche, die nicht vom Nervenapparat ausgehen, hervorgerufen werden.

Es wird also immer noch einer vorsichtigen und kritischen Prüfung dieser Merkmale bedürfen, namentlich dann, wenn sie vereinzelt und nicht zu einer Symptomgruppe vereinigt, in die Erscheinung treten. Mit anderen Worten: Die geschilderten Abnormitäten sollen den Eltern und Erziehern als Warnungssignale dienen, sie brauchen ihnen nicht ohne weiteres Sorge und Furcht vor der Zukunft des Kindes einzuflößen, aber sie sollen sie veranlassen, den sachkundigen Arzt zu Rate zu ziehen, der nun auf grund seiner speziellen Sachkenntnis zu entscheiden hat, ob sich in den ihnen als ungewöhnlich auffallenden Erscheinungen die keimende Nervosität offenbart. Dieser wird auch allein imstande sein, den Wert der fraglichen Symptome genauer abzuschätzen.

Man könnte nun noch die Frage aufwerfen, ob es denn ein Gewinn sei, wenn diese krankhaften Zustände schon früh erkannt würden, ob damit auch die Mittel an die Hand gegeben seien, sie zu bekämpfen und im Keim zu vernichten. Nun, die Frage beantwortet sich fast von selbst.

Wenn wir auch nicht in der Lage sind, die ererbte und angeborene neuropathische Konstitution durch eine andere zu ersetzen, so steht es doch in unserer Macht, durch die Art der Erziehung und Behandlung, ganz besonders durch die Fernhaltung gewisser Schädlichkeiten, auf die ich in den früheren Vorträgen hingewiesen habe, dahin zu wirken, daß die vorhandenen Keime nicht zur üppigen Entwicklung, nicht zur vollen Entfaltung gelangen, und damit der Entstehung eines Leidens vorzubeugen.

Mögen meine Anregungen in diesem Sinne wirken.

# Psychotherapeutische Briefe

von

**Prof. Dr. H. Oppenheim**
Berlin

# Vorwort.

Von den Briefen, die ich im Laufe der letzten Jahre an Nervenleidende zu richten hatte, habe ich eine Anzahl, in denen psychotherapeutische Gesichtspunkte zur Geltung kommen, ausgewählt und zusammengestellt. Die Originale haben meist nur als Vorlage gedient, sie mußten für den Zweck der Veröffentlichung manche Veränderung erfahren, besonders in dem Sinne, daß vieles hineingetragen wurde, was in Wirklichkeit der mündlichen Auseinandersetzung vorbehalten war. Ich hoffe damit namentlich jüngeren Fachgenossen, welche sich mit Psychotherapie — und das heißt ungefähr soviel, wie mit Behandlung von Kranken überhaupt — beschäftigen wollen, eine Anleitung zu geben, die ihnen in mancher Hinsicht willkommener sein möchte als ein großer Teil jener die Indikationen und das Wesen der Psychotherapie in theoretischer Weise beleuchtenden Abhandlungen. Es dürften aber auch Briefe dieser Art im entsprechenden Falle dem Kranken selbst in die Hand gegeben werden — und das ist eine Eigenschaft, die ich an den mir bekannten Schriften über die Psychotherapie vermißt habe, mögen viele auch in ihrem wissenschaftlichen Wert weit über dem hier Gebotenen stehen.

Wie man sieht, habe ich mich nicht ausschließlich auf die Neurosen beschränkt, der Tatsache Rechnung tragend, daß die Psychotherapie überall ein Wort mitzureden hat.

Ich beabsichtige, im Laufe des nächsten Jahres eine weitere Serie derartiger Briefe folgen zu lassen.

Berlin, im Januar 1906.

H. Oppenheim.

---

## Vorwort zur zweiten Auflage.

Die Psychotherapeutischen Briefe haben soviel Interesse erweckt, daß ich der ersten Auflage wider Erwarten rasch eine zweite folgen lassen muß. Da scheint es mir auch berechtigt, die kleine Schrift, so wie sie gefallen hat, ohne Zusatz und ohne sonstige Veränderung des Inhalts, wieder vor die Leser treten zu lassen.

Berlin, im Juni 1906.

H. Oppenheim.

Verehrte Frau X.[1])

Ich habe nicht den Eindruck gewonnen, daß unsere lange Unterhaltung heute zu einem Sie befriedigenden und befreienden Ergebnis geführt hat. So oft es mir auch schien, als hätte ich meine Überzeugung in Ihre Seele verpflanzt und Sie dem Banne Ihrer krankhaften Befürchtungen entzogen — gleich mußte ich wieder in ein ungläubiges, die innere Qual verratendes Gesicht sehen, und all meine Liebesmühe schien verloren. Ich weiß auch, daß es Ihnen schwer fällt, einem Gespräch, einer Auseinandersetzung mit ausharrender Aufmerksamkeit zu folgen. Nun, so mögen Sie aus diesem Briefe, den Sie zur gelegenen Stunde mit Muße und, wenn es erforderlich, auch mit Unterbrechungen lesen dürfen, entnehmen, wie ich über Ihren Zustand denke, und auf welchem Wege Sie zu der von Ihnen so heiß ersehnten Genesung gelangen können.

Sie verlangen von Ihrem Arzte immer wieder ein Mittel, das Sie von Ihren Beschwerden befreit und machen mir den Vorwurf, daß ich, statt Ihnen diese Hilfe aus dem Heilschatze zu spenden, an Sie selbst, an Ihre Einsicht und Energie appelliere und Sie zur Selbsthilfe ansporne. Obgleich Sie mir, wie ich herausfühle, Vertrauen entgegenbringen, sind Sie doch für meinen Zuspruch wenig empfänglich und glauben immer wieder beteuern zu müssen, daß

[1]) Diese Buchstaben sind fingiert, wie ich auch sonst bestrebt gewesen bin, die Identifizierung der Empfänger zu verhindern.

Ihre Beschwerden durchaus unabhängig von Ihrem Denken, Ihrer Auffassung und Stimmung seien und berufen sich darauf, daß Sie oft mitten in einer anregenden Unterhaltung, ja zuweilen selbst im Schlaf davon befallen werden und jäh aus ihm auffahrend sogleich die ganze Qual Ihres Leidens empfänden. Gegen diese Tatsachen erhebe ich keinen Widerspruch, aber folgen Sie nun auch meiner Darlegung.

Sie erinnern sich jener Tage, in denen Sie durch das unglückselige Ereignis so schwer erschüttert waren und sich ganz der Verzweiflung hingaben. Damals kam ihr Nervensystem aus dem Gleichgewicht, und es stellten sich Gesundheitsstörungen ein, welche als die unmittelbare Folge der heftigen Gemütsbewegung angesehen werden mußten. Während sich nun erfahrungsgemäß derartige Symptome der Gleichgewichtsstörung eines bis da gesunden, rüstigen Nervensystems bei dem Schwinden der Ursache schnell wieder zurückbilden, bemächtigte sich Ihrer sogleich die Idee, eine solche Fülle von Beschwerden könne nur die Folge eines unheilbaren Hirnleidens sein. Unter dem Banne dieser Vorstellung begannen Sie sich einzuspinnen, Ihre gewohnte Tätigkeit mehr und mehr einzuschränken und sich gewissermaßen auf die Lauer zu legen, ängstlich horchend und spähend nach krankhaften Empfindungen.

Und hier muß ich Sie über einen psychologischen Vorgang aufklären, der bei der Entstehung und besonders bei der Befestigung nervöser Zustände eine bedeutende Rolle spielt. Es ist die Zeugungskraft und die bahnende Macht der Aufmerksamkeit und Selbstbeobachtung. Im menschlichen Organismus spielen sich fortwährend Vorgänge ab, die nicht mit Empfindungen verknüpft sind, die dem gesunden Menschen überhaupt nicht zum Bewußtsein kommen. Es sind dies die Vorgänge der Zirkulation, des Stoffwechsels, der Darmbewegungen, ein Teil der Sekretionen etc. Die Mehrzahl dieser Akte kann jedoch wahrgenommen werden bezw. Empfindungen auslösen durch eine Verschärfung der Aufmerksamkeit, durch eine angespannte, ausdauernde Selbstbeobachtung.

Am leichtesten gelingt das für die Wahrnehmung des eigenen Herzschlags. Auch der gesunde Mensch kann bei schnellem Laufen, Bergsteigen oder wenn er in stiller Nacht auf der linken Seite liegend, die Aufmerksamkeit anspannt, das Klopfen in der Herzgegend und das Pulsieren im Ohre wahrnehmen, und zwar am leichtesten dann, wenn infolge einer körperlichen Anstrengung, einer Aufregung, durch Alkoholgenuß oder eine üppige Mahlzeit die Herztätigkeit gesteigert und ungewöhnlich lebhaft ist. Es ist das ja eine Jedem bekannte Tatsache. Aber die Erscheinung hat für den Gesunden nichts Beunruhigendes, er vermag sie zu ignorieren, schläft darüber ein und hat sie am anderen Morgen vergessen. Anders ergeht es dem ängstlichen Horcher, der in dem Argwohn, daß sein Herz erkrankt sei, nunmehr die Aufmerksamkeit auf dieses einstellt. Sehr bald macht sich das Gesetz der Übung und Bahnung geltend. Immer feiner wird sein Seelengehör, immer deutlicher nimmt er das Schlagen und Klopfen wahr. Bald bedarf es nicht mehr des Schweigens der Nacht, nicht mehr einer bestimmten Körperlage, —

er fühlt das Pulsieren immer und nicht allein mehr in der Herzgegend, sondern es kann ihm gelingen, es an den verschiedensten Körperstellen in peinigender Weise zu empfinden. Aber es bleibt dann in der Regel nicht bei diesen quälenden Sensationen, sondern es kommt etwas Neues, eine wirkliche Funktionsstörung des Herzens hinzu: Das Herz empört sich gewissermaßen gegen diese Beaufsichtigung, die nicht allein nicht fördernd, sondern geradezu hemmend und verwirrend auf seine Tätigkeit wirkt.

So geht es mit allen Apparaten im Organismus, die selbsttätig (automatisch, mechanisch, wie ein aufgezogenes Uhrwerk) arbeiten, sie kommen aus der Ordnung, funktionieren fehlerhaft, wenn ihnen infolge der ihnen zugewandten Aufmerksamkeit und Selbstbeobachtung aus den Zentralstätten des Bewußtseins und Willens Impulse zufließen, wie sie etwa in der Norm auf die der Willkür unterworfenen Organe (Muskeln) gerichtet werden.

In dem Momente, wo es Ihnen gelingt, die Tätigkeit des eigenen Herzens auf dem Wege der Introspektion zu kontrollieren, fließt auch aus Ihrem Hirn ein Innervationsstrom zum Herzen, der störend in das Triebwerk desselben eingreift. Nun wissen Sie, wem Sie die Unregelmäßigkeit Ihres Herzschlags zu verdanken haben. Ich habe das oft genug nachweisen können: Wenn es mir gelang, Ihren Puls zu fühlen, ohne daß Sie es bemerkten und ich Sie dabei durch eine Sie interessierende Unterhaltung abzulenken wußte, war Ihr Herzschlag immer ein durchaus regelmäßiger. Prüfe ich jedoch unter Ihrer Kontrolle, während Sie sich in sich versenken, d. h. die Aufmerksamkeit in ängstlicher Erwartung auf das Herz einstellen, so wird die Schlagfolge sofort eine unregelmäßige, und Sie haben die sehr unangenehme Empfindung des Herzstolperns.

Aber ich führe auch Ihren Kopfschmerz auf diese Grundlage zurück. Ursprünglich mag er — als Folge der Nervenerschütterung — ein reeller gewesen sein. Es gibt überhaupt keinen Menschen, der nicht einmal eine vorübergehende Schmerzempfindung am Kopfe oder an anderen Körperstellen hätte, auch wenn dabei von den Verletzungen und schmerzhaften Erkrankungen ganz abgesehen wird. Von den tausenderlei anderen Ursachen will ich nur eine besonders alltägliche anführen: die durch Muskel- und Nervenzerrung entstehenden Schmerzen. Jede brüske, ungeschickte Bewegung kann auf diesem Wege Schmerzen an den verschiedensten Körperstellen hervorrufen, ganz besonders aber bei nervösen Individuen, bei denen die mechanische Erregbarkeit der Nerven, d. h. die Empfindlichkeit gegen Druck und Zerrung derselben meistens erhöht ist. Ein derartiger Schmerz hat aber in der Regel eine ganz flüchtige Existenz. Dagegen tritt auch hier das Gesetz in Kraft, auf das ich Sie schon hingewiesen habe: unter den Lichtstrahlen der Aufmerksamkeit wächst aus dem winzigen, sonst vergänglichen Samenkorn des Zerrungsschmerzes der feste, starke, beständige Stamm der Neuralgie (resp. Psychalgie). — Bezüglich des Wesens und der Ursachen Ihrer Schlaflosigkeit bedarf es nun keiner weiteren Erklärung mehr, da Sie sie selbst auf das Herzklopfen und den Kopfschmerz zurückführen. Nur kommt hier noch eins hinzu: daß nichts den Schlaf leichter verscheucht als der Gemütszustand der Furcht, des Bangens, der ängstlichen Erwartung in bezug auf den Eintritt des Schlafes.

Sie entgegnen mir freilich, daß es Ihnen oft zunächst gelingt, einzuschlafen, daß Sie dann aber plötzlich mit lebhaftem Herzklopfen erwachen. Damit glauben Sie meine Theorie zu erschüttern. Doch strecke ich auch vor diesem Argument die Waffen nicht. Hat sich nämlich erst einmal diese innige Verknüpfung zwischen den seelischen Vorgängen und gewissen körperlichen Funktionen, z. B. der der Herztätigkeit, entwickelt, so können sie sich auch im Traume geltend machen, d. h. die seelische Erregung, wie sie ein ängstlicher Traum mit sich bringt, vermag nun ebenfalls störend und hemmend in die Mechanik der Herzbewegung einzugreifen, und der Reiz des auf diese Weise entstehenden Herzstolperns ist stark genug, den oberflächlichen Schlaf zu durchbrechen.

Der Hinweis auf diesen Werdegang nervöser Krankheitserscheinungen genügt Ihnen nicht. Sie verlangen weitere Beweise dafür, daß diese Deutung auf Sie, auf Ihr Leiden Anwendung findet.

Da will ich Sie nur noch an zwei Tatsachen erinnern: einmal an die, daß Sie in der ersten Zeit Ihrer Erkrankung jedesmal im Anschluß an die Konsultation eine Periode völligen Wohlbefindens zu verzeichnen hatten. Das Wirksame an dieser ärztlichen Beratung war aber allein mein seelischer Zuspruch, während die Ihnen verschriebenen Mittel meist ganz indifferente waren. Als das dann nicht mehr ausreichte, verordnete ich Ihnen eine Reise nach dem Süden, und kaum waren Sie in Rapallo angelangt, so war wie auf ein Zauberwort Ihr Leiden geschwunden. Nun, bei aller Hochschätzung der Heilkraft des Klimas — so schnell hätte sie sich nicht bewähren können. Nein, es waren die neuen, mächtigen Eindrücke, die Ihre Sinne und Ihre Aufmerksamkeit gefangen nahmen, dazu gesellte sich der feste Glaube an den Erfolg — und so waren Sie sechs Wochen frei von allen Beschwerden und schienen genesen.

Ich hoffe und wünsche es sehnlichst, daß Sie diese Aufklärung über die Natur und Entstehung Ihres Leidens ohne Zweifel und ohne inneres Widerstreben annehmen. Ist das erst erreicht, so wird es mir nicht schwer fallen, es trotz seiner langen Dauer zur Heilung zu bringen.

Freilich muß ich Sie da noch eine Weile über einen steilen, steinigen Bergpfad führen, auf dem Sie nicht stetig vorwärtsgelangen, sondern immer „zwei Schritt hinauf, einen hinab“ — dann aber wird es immer leichter und mühloser werden. Also fort mit den Zweifeln und der Verzagtheit, die mir und Ihnen bisher den Kampf gegen das Leiden so sehr erschwert haben!

Ihr Ihnen herzlich ergebener

H. O.

Brief an eine Dame (bekannte Schriftstellerin), die von einem nervösen Augenleiden derart betroffen war, daß sie während eines Zeitraumes von 6 Jahren auf den Gebrauch der Augen beim Lesen, Schreiben etc. verzichten mußte und von heftigen Beschwerden gequält war. Nachdem sie von mannigfaltigster Behandlung nur Mißerfolg gesehen hatte, kam sie verzweifelt zu mir. Ich erkannte, daß das Leiden einen psychogenen Ursprung hatte, die Patientin verschloß sich aber dieser Erkenntnis so vollkommen, daß sie in dem Hinweis, ja in der Andeutung geradezu eine Kränkung und ein Zeichen ärztlicher Ignoranz erblickt haben würde. Ich mußte die seelische Behandlung also verschleiern, und es gelang mir, durch konsequentes und energisches Festhalten an der von mir als heilbringend bezeichneten Therapie den Erfolg zu erzielen, daß sie sich 5—6 Stunden täglich ihrer Augen ungefähr wie in gesunden Zeiten bedienen konnte. Aber meine Versuche, sie nun von der Behandlung unabhängig zu machen, sie auf sich selbst zu stellen, scheiterten — immer wieder bemächtigte sich ihrer die Vorstellung, daß ihre Leistungen nur ein Resultat der örtlichen Behandlung seien, und daß sie ohne diese nicht auskommen könne. Darauf entschloß ich mich, ihr den nachfolgenden Brief zu schreiben.

Verehrtes gnädiges Fräulein.

Sie werden sich wundern, daß Sie heute von mir eine Antwort erhalten, die einer Absage oder gar einer Zurückweisung gleichzukommen scheint. Aber ich weiß, daß Sie mir vollstes Vertrauen schenken und auch in einem Ihnen neu und eigenartig erscheinenden Verhalten eine zu Ihrem Heile erteilte Verordnung erblicken werden.

Ich bin nämlich, — um das Überraschende gleich vor die Front zu stellen — dieses Mal nicht geneigt, Ihrem

Wunsche zu entsprechen, ich lehne es vielmehr ab, die gewohnte Behandlung wieder aufzunehmen.

Ich darf Sie an die Zeit Ihrer völligen Verzagtheit erinnern. Auf mich hatten Sie Ihre letzte Hoffnung gesetzt. Nun hatte auch ich Sie schon über ein halbes Jahr behandelt, ohne einen deutlichen und anhaltenden Erfolg zu erzielen. Sie rechneten nun auf einen Wechsel der Methode, ich aber blieb fest und starr bei meinem alten Verfahren, ich verlangte nur, daß Sie sich immer häufiger zur Behandlung bei mir einfänden, verlängerte die Zeit der einzelnen Sitzungen, ermahnte Sie immer wieder auszuharren, gerade jetzt auszuharren, da ich die Gewißheit des Erfolges Ihnen verbürgen könne. Nun kam die große Besserung, immer mehr, immer deutlicher, nun konnten Sie stundenlang ungestraft Ihre Augen anstrengen, und Sie genossen das längstentwöhnte Glück, in Ihrer Tätigkeit wieder unabhängig zu sein, in vollen Zügen.

Machte sich noch einmal eine stärkere Mahnung an das alte Übel geltend, so bedurfte es nur einer öfteren Wiederholung der Behandlung, um Sie bald wieder in den Zustand der alten Leistungsfähigkeit zurückzuversetzen. Aber eins erreichte ich nicht: Sie der Behandlung zu entwöhnen, Sie davon zu überzeugen, daß Ihr Leiden in der Vorstellung wurzelt, daß es nur eines starken, unbeirrbaren Selbstvertrauens bedürfe, um Ihnen die Kraft Ihrer Augen zu erhalten, daß jeder Zweifel, jede ängstliche Versenkung in das Ich geeignet sei, den Rückfall herbeizuführen.

Der Gedanke an die reelle Grundlage der Krankheit Ihres Sehorgans saß zu fest bei Ihnen, einerseits dank dem Umstande, daß Sie ja in der Tat ein von Haus aus schlecht gebautes Auge haben und immer auf Gläser angewiesen waren, dann aber besonders infolge der langjährigen Behandlung durch Augenärzte, deren Urteil und Ausspruch für Sie so beunruhigend war, mag es sich nun um irrtümliche Diagnosen oder (wie ich vermute) um Ihre mißverständliche Auffassung der Meinungsäußerung Ihrer Ärzte gehandelt haben. Das hatte sich zu fest in Ihr Gedächtnis eingegraben. Dazu kommt Ihr starkes Selbstbewußtsein. Ihre allgemein bewunderte Geisteskraft, die Schärfe und Sicherheit Ihres Urteils — das Bewußtsein dieser Fähigkeiten hat Ihnen ein solches Selbstgefühl gegeben, daß Sie nicht nur gegen die Suggestion weit mehr als der Durchschnittsmensch gewappnet sind, sondern auch der Belehrung und Aufklärung über Irrtümer in Ihren Auffassungen, wie mir scheint, wenig zugänglich sind. Es war für mich leicht, zu erkennen, daß Ihr Urteil über das eigene Leiden und seine Grundlage besonders fest gefügt und unerschütterlich war. Schon der vorsichtigste Versuch, auch nur anzudeuten, daß Ihr Leiden einen seelischen Ursprung haben könne, rief eine solche Reaktion hervor, daß alles verloren schien, und ich nur durch einen Kunstgriff der Dialektik meine ärztliche Autorität Ihnen gegenüber wieder ins Gleichgewicht zu bringen vermochte. So mußte ich mich denn entschließen, den seelischen Zuspruch, von dem ich allein das Heil erwarten durfte, zu verschleiern und in das Gewand einer Behandlung zu kleiden, die Ihnen neu war, und die ich dadurch zu einer psychotherapeutischen gestaltete, daß ich meine Überzeugung von der Sicherheit des Erfolges Ihnen stets und in konsequentester Weise vor

Augen führte, daß ich die Heilung wie ein unabwendbares Ereignis prophezeite und Sie gewissermaßen mit meiner Begeisterung zum Glauben fortriß.

Da hatte ich denn gewonnenes Spiel. Sie waren nun überzeugt, daß das von mir angewandte Verfahren der Leseversuche unter Applikation des elektrischen Stromes etc. das notwendige und wirksame Heilverfahren sei. Aber das Vertrauen zu demselben war so groß, daß sich bei Ihnen die Vorstellung festsetzte, Ihre Augen seien dauernd auf diese Behandlung angewiesen und könnten zu voller Leistung nur durch die „Ladung mit elektrischer Kraft" angespornt werden. Alle meine Versuche, Ihnen nun die Überzeugung von der Beständigkeit der Heilung einzuimpfen und diese unabhängig von der Behandlung zu machen, scheiterten an der Zähigkeit Ihrer Vorstellung, und ich mußte immer wieder nachgeben. Nun aber scheint mir der Zeitpunkt gekommen, an dem ich mit der Aufklärung nicht mehr zurückhalten darf. Ich bin mir bewußt, daß ich da etwas aufs Spiel setze. Aber auch auf die Gefahr hin, daß ich Ihr Vertrauen verliere, Sie müssen nun wissen, daß nicht die Elektrizität, sondern der Glaube, die Begeisterung Sie geheilt hat. Ich gebe mich der Hoffnung hin, daß Sie nun der Leitung entbehren können und daß Sie, nachdem Ihnen die Augen jetzt wirklich geöffnet sind, auf dem nun kaum noch zu verfehlenden Wege zu dem Glück der dauernden Genesung gelangen.

Hochachtungsvoll

Ihr ergebener

H. O.

Sehr geehrter Herr.

Der Verzweiflungsbrief, den Sie mir heute geschrieben haben, soll sofort beantwortet werden. Gewiß bemitleide ich Sie, denn die Nacht des Schlaflosen ist qualvoll und sein Tag arm an Freude und Genuß, aber ich weiß auch, daß die Leidensepoche, die Ihnen eine nie enden wollende erscheint, in kurzer Zeit dem beglückenden Zustand völliger Gesundheit weichen und dann auch von Ihnen bald vergessen sein wird. Noch freilich verschließen Sie sich diesem Zuspruch, Sie können es sich nicht vorstellen, daß ein Mensch, der das Schlafen so völlig verlernt hat, an dessen Natur selbst die Wirkung der Schlafmittel abzuprallen begann, jemals wieder in das normale Geleise zurückkehren wird, in dem der Periode des Wachens die des Schlafes mit Naturnotwendigkeit folgt.

Wenn ich nun auch zugebe, daß dieser Kleinmut ein Symptom Ihres Leidens ist, bin ich doch überzeugt, daß Sie selbst viel dazu beitragen können, seiner und damit auch Ihrer Krankheit Herr zu werden. Sie sagen selbst, daß Sie während des ganzen Tages an die kommende Nacht und ihre Qual denken müssen. Dieser Gedanke beherrscht Sie völlig, und Sie haben sich besonders dadurch unter sein Joch gebeugt, daß Sie sich von Ihrer Tätigkeit mehr und mehr zurückzogen und selbst Ihre Lieblingsneigungen, wie das Reiten, vernachlässigen. Aber gerade dadurch versperren Sie sich den Pfad, auf dem Sie am sichersten und schnellsten zur Heilung gelangen. Denn das Haupterfordernis für die Wiederkehr Ihres natürlichen Schlafes ist die Verscheuchung der Angst vor dem Nichtschlafen.

Dazu sind besonders folgende Bedingungen zu erfüllen. Einmal ist die Zeit, die Sie jetzt in Grübeln und Selbstbetrachtung vergeuden, der Arbeit zu widmen. Diese Arbeit soll Sie genügend interessieren, zum mindesten ablenken, d. h. Ihre Aufmerksamkeit fesseln. Es ist deshalb zu empfehlen, daß sie reich an Abwechslung sei. Lassen Sie auf zwei Stunden Ihrer den Geist beschäftigenden Berufsarbeit eine Stunde folgen, in der Sie körperlich tätig sind, und hüten Sie sich auch da wieder vor zu großer Einförmigkeit. Sie mögen schnitzen, hobeln, modellieren, photographieren, sich mit der Gärtnerei beschäftigen — wählen Sie selbst, was Ihnen am meisten Genuß bereitet. Besonders aber wünsche ich, daß Sie eine Stunde während des Vor- oder Nachmittages reiten oder Automobil fahren.

Sie meinen, zu alledem reichen Ihre Kräfte nicht aus. Das ist ein Irrtum. Ihrem erheblichen Schwächegefühl, das einen Ausfluß Ihrer Verzagtheit bildet, liegt eine wirkliche Schwäche nicht zu Grunde. Übrigens bin ich auch nicht der Meinung, daß Sie sich hetzen und den ganzen Tag ununterbrochen tätig sein sollen. Nein, machen Sie eine große Pause vor und eine kleine nach dem Mittagsmahle. Nehmen Sie sich vor der Abendmahlzeit ein Stündchen zum Spaziergang, aber lassen Sie sich da von einem Freunde begleiten, der Sie zu unterhalten versteht. — Auf die richtige Verwendung und Ausfüllung der Abendstunden kommt es dann sehr an. Gerade in dieser Zeit dürfen Sie nicht dazu kommen, mit sorgenden Vorstellungen der Nacht entgegenzuharren. Andererseits ist es auch einstweilen nicht ratsam, den Geist zu lebhaft, in zu anregender Weise zu beschäftigen, damit nicht starke Nachschwingungen des Denkens und Fühlens dem Einschlafen entgegenwirken. Sie müssen es nun selbst ermitteln, ob ein ruhiges Spiel (Karten, Schach, Halma, Patience) oder die Lektüre eines Buches von ernstem oder heiterem Charakter, das Durchblättern einer illustrierten Zeitschrift oder das Geplauder mit einem Ihrer Freunde Ihnen am sichersten den Frieden gibt, aus dessen Vorhalle Sie in den Tempel des Schlafes gelangen.

Haben Sie Ihren Tag und Abend in dieser Weise verbracht, so können sich zwar immer noch Vorstellungen der Furcht und des Bangens einschleichen, aber sie gewinnen keine Macht mehr über Sie, werden schnell wieder abgeschüttelt, und es bedarf kaum noch einer Beruhigungsarznei, um Ihnen den erquickenden Schlaf zu verbürgen. Also folgen Sie meinen Anweisungen in festem Vertrauen, und ich führe Sie zur Genesung[1]) wie vor zwei Jahren.

Ihr ergebener

O.

---

[1]) Diese hat sich hier zwar verzögert, ist aber nach 3 Monaten erfolgt.

Sehr geehrte Frau Z.

Sie haben mich gestern gefragt, ob ich Ihr Leiden immer noch für ein heilbares halte und ob ich immer noch davon überzeugt sei, daß Sie nur auf dem Wege der Übung und Überwindung zu diesem Ziele gelangen können. Sie haben mir wieder Ihre Zweifel vorgehalten, sich wieder darauf berufen, daß Sie nun schon seit fast einem Dezennium gegen Ihre Beschwerden ankämpfen und immer wieder die Erfahrung gemacht haben, daß Ruhe allein Ihnen Linderung bringt, daß jeder Kur-Versuch, der sich in anderer Richtung bewegt, Ihnen schadet.

Nun, ich habe alle Hochachtung vor der Erfahrung, auch vor der persönlichen des Leidenden, aber ich weiß auch, wie vorsichtig man mit der Einschätzung dieses Faktors bei Nervösen sein muß. Gerade bei diesen ist das, was eintritt, oft genug eine unmittelbare und notwendige Folge dessen, was erwartet wird. Die Überzeugung, daß dieses oder jenes Mittel, dieser oder jener Vorgang schädlich wirkt, trägt auch schon die schädliche Wirkung im Schoße. Sie haben nun seit vielen Jahren diese unangenehmen Empfindungen und peinigenden Schmerzen in den Beinen, die Ihnen das Leben verbittern, indem sie Ihnen fast jede Fortbewegung unmöglich machen. Insbesondere glauben Sie bemerkt zu haben, daß jeder Ihnen zur Pflicht gemachte Gehversuch die Schmerzen aufrührt und nachhaltige Beschwerden hinterläßt. Und bei allem Vertrauen, das Sie mir entgegenbringen, gehen Sie doch mit Argwohn und Bedenken an die Ihnen von mir verordnete gymnastische

Kur und verlangen, daß ich Ihnen hier fortwährend Konzessionen mache.

Dabei heben Sie selbst hervor, daß Sie sich gelegentlich sogar größere Anstrengungen der Beinmuskulatur zumuten dürfen, besonders — und das sind Ihre eigenen Worte —, wenn Sie sich in Lust und Begeisterung für eine Ihnen am Herzen liegende Angelegenheit zu einer derartigen Leistung aufraffen. Ich erinnere Sie an das Wohltätigkeitsfest des Frauenvereins, bei dem Sie durch Ihre Elastizität die Bewunderung Ihrer Bekannten erregten. Ich bin nun weit davon entfernt, Ihnen aus diesem Widerspruch einen Strick zu drehen und Ihnen, wie es leider früher von anderer Seite geschehen ist, zu erklären: „Ihr Leiden beruht auf Laune und Einbildung und Sie haben überhaupt nicht den Wunsch, gesund zu sein.“

Nein, so einfach liegen die Verhältnisse gewiß nicht.

Sie sind zweifellos durch die Ihnen bekannten Aufregungen und schmerzlichen Erfahrungen sowie durch die gleichzeitige Überanstrengung Ihres Körpers nervös geworden und haben seit jener Zeit eine Summe von Beschwerden, die durchaus den Charakter der neurasthenischen haben. Es steht auch für mich fest, daß Sie die Schmerzen und quälenden Sensationen in den Beinen so empfinden, wie Sie sie schildern. Aber Sie sind organisch gesund. Das gilt auch für Ihre Beine. Da besteht weder eine Schwäche, noch eine Steifigkeit oder Muskelabmagerung, und ich bin überzeugt, daß Sie mit diesen Muskeln nach systematischer Übung einen hohen Berg erklimmen könnten. Und doch diese Schmerzen oft nach den geringsten Leistungen, nach einem einmaligen Gange durch das Zimmer! Wie erklärt sich dieser Widerspruch?

Bei dem Versuch, Ihnen das mündlich auseinanderzusetzen, kam ich in eine schwierige Lage, indem ich bald bemerkte, wie sehr Sie meine Darlegung erregte, wie unsympathisch und unbefriedigend sie für Sie war. Und zwar war es der Begriff des „Psychischen“, gegen den Sie sich so energisch auflehnten, weil Sie ihn für gleichbedeutend mit dem der Psychose hielten. Und diese irrtümliche Auffassung hatte soviel Aufregendes für Sie, weil sie die qualvolle Erinnerung an jenen Arzt weckte, der einmal Ihre Zurechnungsfähigkeit in Frage gestellt haben soll. Also das vorweg: Ich halte Sie für vollkommen geistesgesund und fürchte auch nicht im geringsten, daß Sie jemals von einer Seelenstörung befallen werden. Aber Sie müssen nun einsehen, daß auch bei dem gesundesten und geistig vollwertigsten Individuum Seele und Körper aufs innigste verkettet sind und sich unaufhörlich beeinflussen im regsten Wechselleben.

Dabei entzieht sich der größte Teil dieser Beziehungen der Selbstwahrnehmung, spielt sich so fein, so heimlich, so lautlos ab, daß das Ich, das horchend an der Pforte steht, nichts davon bemerkt. Und bei dem Nervösen sind diese Vorgänge noch intimer und geheimnisvoller.

Sie hatten vor Jahren die Erfahrung gemacht, daß Sie sich durch eine Überanstrengung der Beine geschadet und lange Zeit an Schmerzen gelitten haben. Dann kam diese unglückliche, Ihnen durch einen Freund aufgedrängte Parforce-Kur mit Massage und Gymnastik, die gewiß dazu angetan war, Ihre Beschwerden erheblich zu steigern. Von jenem Zeitpunkte ab waren Sie verängstigt und eingeschüchtert. Nun hört der Vorgang der Fortbewegung auf, für Sie ein mechanischer, automatischer zu sein; ohne daß Sie es wollen und wissen: das Denken und Fürchten ist immer dabei. Der gesunde Mensch schreitet dahin, ohne daß die Seele dabei beteiligt ist; wie bei einem einmal aufgezogenen Räderwerk vollzieht sich die Bewegung, ohne daß es des Geistes bedarf, der beaufsichtigend und eingreifend wirkt. Freilich gibt der Wille nicht nur den Anstoß, sondern er kann auch jederzeit das Tempo ändern, die Mechanik des Ganges modifizieren und unterbrechen — aber der Geh-Akt selbst ist ein so mechanischer, daß der Geist dabei den höchsten Problemen nachsinnen und selbst das Ausweichen vor Hindernissen und Gefahren sich abspielen kann, ohne daß das Bewußtsein dabei beteiligt ist. Anders ergeht es dem in dieser Hinsicht Befangenen, der die Gehbewegungen mit Aufmerksamkeit und Selbstkontrolle prüfend und bangend verfolgt. Jeder Schritt ist für ihn ein Unternehmen, an dem die Muskulatur und die Seele zugleich beteiligt sind. Und damit ist die Bedingung erfüllt für die Entstehung quälender Empfindungen. Der nun zu einem seelischen (bezw. psychisch-physischen) umgewandelte mechanische Vorgang wirft seine Erregungswellen in die Empfindungszentren des Gehirns, und so entstehen die sich immer mehr steigernden Beschwerden des Ermüdungsschmerzes, der Steifigkeit, der Spannung, des Vibrierens etc. Und diese Empfindungen sind wieder ganz dazu angetan, in die Mechanik des Gehens störend und hemmend einzugreifen, so daß sich nun wirklich Steifigkeit, ungeordnetes Zusammenwirken der Muskeln und dergl. entwickeln.

Hat sich einmal diese Wechselbeziehung ausgebildet, so gelingt es dem Patienten auch bei bestem Willen nicht, die Kette mit einem Ruck zu zerreißen. Mag er noch so sehr bestrebt sein, mit den Gedanken in den Wolken (oder bei Wertheim!) dahinzuschreiten, der Gang bleibt doch zunächst noch beeinflusst und erzeugt die peinlichen Empfindungen, die auch nicht immer gleich eintreten, sondern der Leistung folgen können.

So ist es also unsere Aufgabe, Ihren gesunden Beinen die Selbständigkeit wiederzugeben, die ihnen zukommt, sie von der Aufsicht der Seele zu befreien, den Automatismus, dem der Gesunde seine Bewegungs-Freiheit und -Freudigkeit verdankt, wiederherzustellen. Dazu bedarf es einer systematischen Kur, an die Sie mit dem Antrieb der Hoffnung und Überzeugung herantreten müssen. Ich lege dabei das Hauptgewicht auf die Gymnastik, die mit den kleinsten Leistungen beginnt und allmählich — und unter steter gleichzeitiger Beschäftigung Ihres Geistes — zu größeren vorschreitet. Wenn Ihre Ausdauer nicht erlahmt, kann ich den Erfolg verbürgen.

Mit herzlicher Empfehlung

Ihr ergebener

H. O.

Geehrte Frau A.

Bei der Aussprache, die Sie vor einigen Tagen mit mir hatten, waren Sie so erregt, daß Ihre Aufnahmefähigkeit dadurch wesentlich beeinträchtigt wurde. Ich hoffe, Sie werden mir ruhiger folgen, wenn ich Ihnen meine Ansicht heute brieflich auseinandersetze.

Die Hauptaufgabe der ärztlichen Behandlung ist die Beseitigung der Krankheitsursache. Leider ist sie in Ihrem Falle nicht zu erfüllen. Denn die Quelle Ihres Leidens ist Ihre unglückliche Ehe. Sie leben an der Seite eines Ihnen gleichgültigen Mannes, dessen Gegenwart Ihnen eher Abscheu als Sympathie oder gar Liebe einflößt. Zu dieser Glücklosigkeit, zu der natürlichen Verstimmung, die aus dieser Disharmonie erwächst, kommen die fortwährenden Reibungen und Zwistigkeiten, die Ihr Gemüt in ungünstigster Weise beeinflussen — ein Anprall von Schädlichkeiten, dem auch das gesundeste Nervensystem auf die Dauer nicht Stand hält. Die Trennung der Ehe, die Ihnen schon durch Ihren Glauben sehr erschwert wird, scheitert vollends an den traurigen Konsequenzen, die sich daraus für Ihre Beziehungen zu Ihren Kindern ergeben würden.

Also hier heißt es auszuhalten.

Aber wie können Sie sich Ihr Dasein zu einem erträglichen und befriedigenden gestalten?

Und diese Frage ist gleichbedeutend mit der: Welche Arznei kann Ihnen helfen? Darauf gibt es nur eine Antwort: Sie müssen aus dieser sterilen Untätigkeit heraus. Sie starren unverwandt in den grauen Himmel Ihres Unglücks, als ob Sie damit die Wolken zerteilen könnten, verbringen in dumpfem Hinbrüten, in stummer, unfruchtbarer Klage gegen Ihr Schicksal Ihre Tage, kaum noch zugänglich dem lieblichen Geplauder und der Liebebedürftigkeit Ihrer Kinder, die sie beglücken könnte.

Also hier muß gründlich Wandel geschaffen werden. All Ihre schlummernden Interessen, Ihre Gaben und Anlagen müssen mobil gemacht werden, um Ihren Tag mit Arbeit auszufüllen, die Ihnen Befriedigung gewährt. Nehmen Sie die Pflege, Erziehung, auch den Unterricht Ihres jetzt schulpflichtig werdenden Töchterchens selbst in die Hand. Aber das reicht nicht aus. Aus Ihrer Sprach- und schriftstellerischen Begabung sollen Sie ebenfalls Nutzen für Ihre Gesundheit ziehen. Machen Sie sich unverzüglich daran, ein englisches Werk ins Deutsche zu übersetzen (oder umgekehrt); versuchen Sie auch Theater- oder Konzertrezensionen oder Referate anderen Inhalts (Bücherbesprechungen) für ausländische Blätter zu schreiben. Bei Ihrer Tüchtigkeit und Ihren weitreichenden Beziehungen wird es Ihnen nicht schwer werden, ein angesehenes Journal zu finden, das einen Teil Ihrer Beiträge verwertet.

Wie ich Ihren Charakter und Ihre Neigung beurteile, wird Ihnen diese Tätigkeit eine große Anregung und das Glück des Schaffenden bereiten, das Ihnen freilich nicht den vollen Ersatz für das Ihnen nicht beschiedene höchste Glück bieten kann, aber Ihrem Leben doch einen Zweck und Inhalt, Ihrem Streben eine Bahn und ein Ziel gibt.

Daß die aus der Pflichterfüllung und Beschäftigung erwachsende Zufriedenheit sich unmittelbar in Gesundheit umsetzt, d. h. daß Sie wenigstens den größten Teil Ihrer Beschwerden damit verlieren werden, das glaube ich versprechen zu können.

Hochachtungsvoll

Ihr ergebener

O.

Sehr geehrter Herr Regierungsrat.

Nachdem es Ihnen schon von anderer Seite verraten ist, kann ich es Ihnen nicht verhehlen, daß Erstlingssymptome eines Rückenmarksleidens bei Ihnen vorliegen. Aber diese Eröffnung ist nicht, wie Sie befürchten, gleichbedeutend mit der Verkündung „des Anfangs vom Ende“. Zur Verzweiflung haben Sie keinen Anlaß. Wir Ärzte rühmen und begrüßen es freilich als einen bedeutenden Fortschritt der wissenschaftlichen Erkenntnis, daß wir eine derartige Nervenkrankheit jetzt schon in ihrem ersten Beginn zu diagnostizieren imstande sind. Damit ist zweifellos für den Kranken viel gewonnen, indem ein einsichtsvoller, sachkundiger Arzt auf Grund dieser Feststellung rechtzeitig die Lebensweise vorschreiben und die Heilmethoden verordnen kann, die dem Fortschreiten des Leidens wenigstens in vielen Fällen vorzubeugen oder den Gang seiner Entwicklung zu retardieren vermögen. Diese Ratschläge können und sollen aber gemeiniglich erteilt werden, ohne daß der Patient selbst die Diagnose erfährt. Denn die Vorstellung, die von dem Wesen dieser Krankheiten in Laienkreisen — und auch noch bei manchem Arzt der alten Schule — herrscht, entstammt der Kenntnis des vorgeschrittenen, ausgebildeten Leidens, da es früher erst in diesem Stadium vollendeter Entwicklung erkannt wurde und seine dann sehr in die Augen springenden Erscheinungen selbst dem Unkundigen sich aufdrängen. Dieses an sich schon recht traurige Bild wird dann noch verdüstert durch all den Jammer und das Grauen, mit dem die Phantasie des Volkes den Begriff der Rückenmarksschwindsucht ausgestattet hat.

Wir Nervenärzte wissen nun aber, daß diese Krankheit häufig einen sehr milden Verlauf nimmt, daß ein Mann, bei dem heute gewisse Frühsymptome eines derartigen Leidens zu konstatieren sind, 10 bis 25 Jahre und darüber hinaus arbeits- und genußfähig bleiben kann. Das würde für einen Mann von 30—40 Jahren ungefähr gleichbedeutend sein mit der Aussicht auf einen im ganzen normalen Lebensablauf. Welche Gefährdung des Seelenfriedens, welche Zerstörung von Lebensglück kann dagegen die Mitteilung bedingen, die auf das in der Entwicklung begriffene Rückenmarksleiden hinweist, ohne den beruhigenden Aufschluß über Wesen und Verlaufsart der gutartigen Formen dieses Übels mit dieser Eröffnung zu verbinden! In unaufhörlicher Sorge und Furcht, die von jedem Tage ein neues Symptom, eine Mehrung und Steigerung der Beschwerden erwartet, verbringt der Arme sein Leben —, und ich habe es oft gesehen, daß diese bange Erwartung und Aufregung eine Nervosität, eine Gemütsverstimmung erzeugte, die in ihrer Tragweite viel bedeutungsvoller war als das keimende Rückenmarksleiden.

Davor möchte ich Sie bewahren. Ich lege es Ihnen dringend ans Herz: Betrachten Sie sich nicht als einen Verlorenen, als einen, der von fortschreitender, unheilbarer Krankheit betroffen, der frühen Lähmung verfallen wird. Ich gebe Ihnen auf Grund meiner Erfahrung die Versicherung, daß sich Ihr Gesundheitszustand nach 10 Jahren nicht wesentlich von dem gegenwärtigen zu unterscheiden braucht. Aber ebenso bestimmt ermahne ich Sie, daß Sie alle die besprochenen Vorsichtsmaßregeln anwenden, daß Sie sich alle ungewöhnlichen Anstrengungen und Genüsse versagen, die sich nur ein in voller Rüstigkeit stehender, von Gesundheit strotzender Mann zumuten darf. Auch rate ich Ihnen, sich in jedem Jahre einmal einer gründlichen Untersuchung durch einen sachkundigen Arzt zu unterziehen. Aber von diesen Einschränkungen abgesehen sollen Sie sich nach Möglichkeit als gesunden Menschen betrachten und fühlen, Ihrem Beruf treu bleiben und sich von den gesellschaftlichen Zerstreuungen nicht zurückziehen.

Mit dem Wunsche, daß meine Voraussage sich an Ihnen bewähren möge, wie schon an manchem Ihrer Leidensgenossen, bin ich

Ihr ergebener

O.

Hochverehrter Herr B.

Sie sagen, daß keine Ihrer nervösen Beschwerden Ihnen soviel Gram bereite und Sie so verzagt mache wie das Hinsiechen Ihrer künstlerischen Phantasie. Der Quell, der früher so leicht und reich und lustig sprudelte, versiege immer mehr. Das was Ihr Geist früher spielend schuf, dessen Zeugung Ihnen Genuß und Glück bereitete, sei jetzt das Ergebnis einer unlustvollen, langsamen und ermüdenden Arbeit. Daraus schließen Sie auf ein schweres, zur Verblödung führendes Hirnleiden und argwöhnen, daß ich mit der Diagnose Neurasthenie nur solaminis causa Ihre unheilbare Krankheit zu verhüllen bestrebt sei. Ich sehe zu meinem Schmerze, daß mein anfangs so wirksamer Zuspruch an Ihrer immer starrer werdenden Überzeugung abprallt, daß Sie sich in eine Verstimmung und Verzweiflung hineinarbeiten, die einer so impulsiven Natur, wie es die Ihrige ist, gefährlich werden kann.

Nun wäre Ihre Lage in der Tat eine überaus beklagenswerte, wenn Ihre Auffassung und Selbstbeurteilung eine zutreffende wäre, wenn Ihr Leiden wirklich eine Schmälerung Ihrer Geisteskräfte, eine dauernde Lähmung Ihrer Phantasie mit sich brächte. Ich habe mich aber durch die wiederholten eingehenden Unterhaltungen mit Ihnen und durch eine zu Ihrer Beruhigung vorgenommene sachgemäße und detaillierte Prüfung Ihrer Geistesfunktionen, davon überzeugt, daß von einer Einbuße an Intelligenz und Gedächtnis bei Ihnen keine Rede sein kann. Das, was die Phantasie des Künstlers ausmacht, ist freilich einer derartigen Untersuchung nicht zugänglich. Es widerspricht aber allen wissenschaftlichen Erfahrungen, daß durch ein Nervenleiden eine derartige Qualität der Seele allein vernichtet werden könnte, während alle anderen elementaren Kräfte derselben unversehrt bleiben.

Dagegen steht es durchaus fest, daß diese höheren Geistesfunktionen vorübergehend gehemmt und brachgelegt werden können, und es ist eine besonders wichtige Tatsache, daß die einfache Nervosität (Neurasthenie) diese hemmende Wirkung entfalten kann. Und zwar ist es die Gemütsverstimmung und Schlaflosigkeit, denen dieser Einfluß in erster Linie zuzuschreiben ist. Die hypochondrische Depression ist wie kaum ein anderer Seelenzustand geeignet, den Flug der Phantasie zu hemmen, die Begeisterung zu ersticken, die den Künstler zur Höhe des Schaffens emporträgt.

Sie behaupten freilich, daß die Verstimmung erst eine Folge der Wahrnehmung des geistigen Kräfteverfalles sei —, aber darin täuschen Sie sich vollständig: Die Verstimmung ist ein Symptom der Neurasthenie und sie bildet bei der mit Schlaflosigkeit einhergehenden Form dieses Leidens eine fast konstante Erscheinung. Gewiß wird sie durch Ihre hypochondrischen Betrachtungen und Befürchtungen gesteigert, und auf diese Weise haben Sie selbst wesentlich dazu beigetragen, daß das Übel ein so qualvolles und hartnäckiges geworden ist.

Trotzdem nehme ich eine vollkommene Heilung in Aussicht und trete vor Allem auch dafür ein, daß mit der Rückbildung der Nervosität die Hemmung auf geistigem Gebiete weichen und der früheren Beweglichkeit und Flugkraft Platz machen wird. Aber der Weg zu diesem Ziel führt durch die Pforte des Glaubens und Vertrauens. Sie müssen meine Überzeugung zu der Ihrigen machen. Sie müssen Ihre Vorstellung von dem fortschreitenden Hirnleiden, das Ihre Geisteskraft aufzehrt, mit aller Energie zurückdrängen und den Gedanken an die Heilbarkeit und Heilung immer lebendiger und gebieterischer in sich werden lassen, bis er zu einem unzerstörbaren und vorherrschenden Element Ihres Geisteslebens geworden ist. Die hypnotische Behandlung, die inzwischen eingeleitet worden ist, soll dazu beitragen, diese Überzeugung in Ihnen zu erwecken und wachzuhalten.

Verehrungsvoll

Ihr

H. O.

Hochgeehrter Herr General.

Ich halte es für angebracht, den bündigen Ausspruch, auf den ich mich gestern beschränken mußte, durch eine schriftliche Erklärung zu ergänzen, zumal ich in Ihrem Gesichtsausdruck zu lesen glaubte, daß Sie nicht überzeugt von mir schieden.

Ein hervorragender, auch von mir sehr geschätzter Arzt, hat behauptet, daß Ihre Beschwerden, vor allem Ihr Schwindel, auf Arterienverkalkung beruhe. Sie, Herr General, haben darin Ihr Todesurteil erblickt, nachdem Ihnen das Lexikon all die Leiden und Schrecken offenbart hat, die Ihrer angeblich harren.

Auf Grund genauester Untersuchung und vollster Überzeugung erkläre ich Ihnen, daß Ihre Sorgen unbegründet sind.

Sie sind soweit informiert und wissenschaftlich aufgeklärt, daß ich diese Frage mit Ihnen fast wie mit einem Fachmann besprechen kann. Es ist gewiß berechtigt, unter den vorliegenden Verhältnissen, d. h. wenn ein Mann in Ihren Jahren über Schwindel klagt, an die sog. Arterienverkalkung als Grundlage dieser Beschwerde zu denken, da sie die gewöhnliche Altersveränderung bildet und der Schwindel zu ihren häufigsten Symptomen gehört. Aber — ganz abgesehen davon, daß dieser Schwindel der an seniler Aderverkalkung Leidenden oft ein vorübergehendes und keineswegs immer ein bedenkliches Zeichen ist — es ist durchaus unberechtigt, bei dem Auftreten dieser Erscheinung in späteren Lebensjahren bedingungslos und ohne alle weiteren Beweismittel diese Ursache und Grundlage zur Voraussetzung zu machen. Es ist das ein Fehler, der nach meiner Erfahrung gar zu häufig und zum Nachteil des Kranken gemacht wird. Vor allem ist es erst einmal notwendig, das Symptom selbst genau zu betrachten und zu analysieren. Ich will hier aber nicht von all den mannigfaltigen Formen und Geburtsstätten des Schwindels sprechen, sondern gleich auf Ihren Fall Bezug nehmen. Sie haben vor zwei Jahren im Anschluß an eine Magenüberladung einen wirklichen Schwindelanfall gehabt, der sich im Laufe des Tages mehrmals wiederholte, bis Sie durch Erbrechen und Durchfall den Magendarminhalt entleert hatten. Seit jener Zeit hat sich Ihrer eine Schwindelfurcht bemächtigt. Und es ist mir gar nichts Neues und Seltenes, daß ein Mann, der seine Unerschrockenheit, seinen Todesmut in zahlreichen Schlachten bewährt hat, ein Kriegsheld, von einer Krankheitsfurcht, von einer Angst vor irgend einer Beschwerde befallen und von ihr in einer Weise gequält wird, die in auffälligem Kontrast zu seiner ganzen Persönlichkeit steht. Die Erinnerung an jenen Schwindel ist so lebhaft, daß die bloße Vorstellung genügt, um die Erscheinung selbst wieder wachzurufen oder doch wenigstens ein Nachbild derselben, das der Wirklichkeit sehr nahe kommt. Daß diese Voraussetzung bei Ihnen zutrifft, geht aus der Analyse ohne Weiteres hervor. Sie berichten es selbst, daß Sie zu Hause den Schwindel so gut wie nie haben. Aber sobald Sie das Haus verlassen und namentlich wenn Sie sich auf der Straße allein wissen, fern von Ihrer Wohnung, befällt Sie die Erinnerung an den Schwindel, die sich sofort in Angst umsetzt, und dann haben Sie auch schon das Gefühl des Wankens und Taumelns, sodaß Sie sich festzuhalten bestrebt sind. Schließlich ist es soweit gekommen, daß Sie sich schon nicht mehr allein auf die Straße wagen. Und der Held von X. sitzt wie ein furchtsames Weib in seinem Lehnsessel und verbittert sich und seiner Umgebung das Leben.

Selbst wenn ich die Zeichen der Arterienverkalkung bei Ihnen finden würde, wäre es für mich zweifellos, daß Ihr Schwindel nicht diesen Ursprung hat, sondern daß er ein Erinnerungs-Schwindel, ein Angst-Schwindel ist.

Aber ich kann versichern, daß die Veränderungen an Ihren Blutgefäßen nicht über das hinausgehen, was Ihren Jahren entspricht, und daß Sie mit diesem Herzen und Gefäßapparat ein hohes, beschwerdefreies Alter erreichen können.

Nun aber müssen Sie sich aufraffen. Ich werde Sie von morgen ab selbst zum Spaziergang abholen und bin sicher, daß Sie in wenigen Wochen schwindelfrei umherlaufen.[1])

In ausgezeichneter Hochschätzung etc.

H. O.

---

[1]) Ist eingetroffen.

Sehr geehrtes Fräulein A.

Ich habe es zu meiner Freude bemerkt, welche Erleichterung Ihnen die Aussprache mit mir gebracht hat und will deshalb meine mündlichen Ausführungen noch in einigen Punkten ergänzen.

Sie haben, wie Sie mir enthüllten, viele Jahre hindurch unsäglich dadurch gelitten, daß Sie in den sich Ihnen aufdrängenden wunderlichen Vorstellungen die Zeichen des bestehenden oder kommenden Wahnsinns erblickten. Die Qualen, die diese Auffassung Ihnen bereitete, wurden aber erst dadurch aufs äußerste gesteigert, daß Sie es sich zum Gesetz machten, nichts von diesen seelischen Vorgängen zu offenbaren, weder den nächsten Angehörigen noch dem Arzte einen Einblick in Ihr Inneres zu gewähren, um nicht als Geisteskranke erkannt und behandelt zu werden. Dadurch schufen Sie sich einen Zwang, eine beständige Spannung und Aufregung, die Ihre Nervengesundheit immer mehr zu untergraben drohte.

Ich begrüße es, daß Sie sich endlich ausgesprochen haben; wie leuchtete Ihr Auge auf, wie wich die Angst und Spannung aus Ihren Gesichtszügen, als Sie bemerkten, daß ich Ihr Leiden sofort begriff, als ich in dem, was Sie so scheu entschleierten, das wiederfand, was ein großer Teil der nervösen Individuen an sich erlebt und zu durchkämpfen hat, — als ich Ihnen zeigte, daß nicht Wahnvorstellungen sondern Zwangsgedanken das Wesen Ihres Leidens ausmachen, daß diese oder ähnliche Ideen und Gedankensprünge, so töricht und absurd sie auch erscheinen, bei Personen auftreten, die als geistesgesund anzusehen und nicht selten der höchsten geistigen Leistungen fähig sind.

Also noch einmal die Zusicherung, daß Sie nicht geisteskrank sind, und daß dieser Zustand niemals in Geistesgestörtheit übergehen wird. Nicht der Inhalt der Vorstellungen — die noch so blödsinnig sein können — ist in dieser Hinsicht das entscheidende Moment, sondern die Stellung des Kranken zu diesen Gedanken.

Betrachtet und erkennt er sie als Fremdlinge, als Eindringlinge seines Geistes, deren er sich zu erwehren sucht, als Vorstellungen, die er von seinem gesunden Denken scheidet — so liegt kein Irresein, sondern eine Form der Nervosität vor, die zwar sehr quälend und hartnäckig sein kann, aber den Geist nicht bedroht und auch der Heilung zugänglich ist. In diesem Falle befinden Sie sich, verehrtes gnädiges Fräulein. Ihr Leiden ist auch nicht, wie Sie wähnten, ein ganz außergewöhnliches, sondern — ich darf wohl sagen — ein dem Nervenarzt fast täglich begegnendes, nur daß die Mehrzahl Ihrer Leidensgenossen sich nicht so lange mit dem Seelengeheimnis herumschleppt wie Sie und durch die rechtzeitige Entlastung weniger von dem Übel gequält und eingeschüchtert wird. Nun Sie über die Natur des Zustandes aufgeklärt sind, Sie in ihm eine Erscheinung erblicken, der nichts Schreckliches anhaftet, deren Sie sich ebensowenig zu schämen haben, wie Ihrer Magenbeschwerden, wird es auch leicht sein, den Weg zur Besserung zu finden.

Zunächst sollen Sie sich noch eine Zeit lang gründlich mit mir aussprechen, dann aber folgt die Periode, in der die Erinnerung an diese Ideen nach Möglichkeit verscheucht werden soll durch starke Ablenkung, durch ernste, anregende, Ihre Interesse fesselnde Beschäftigung.

Die erforderlichen Anweisungen gebe ich Ihnen später, wenn ich mit Ihrer Eigenart, Ihren Fähigkeiten und Neigungen erst vertrauter geworden bin — aber eine wesentliche Besserung nehme ich schon auf Grund der Aussprache für die nächste Zeit in Aussicht.

Mit freundlicher Empfehlung

Ihr

H. O.

Liebe Frau D.

Vier Jahre habe ich Sie nun behandelt und aus dem Leiden, das Sie aufs Lager gebannt, dem Leben, seinen Interessen, Forderungen und Freuden so gänzlich entzogen hatte, von Stufe zu Stufe emporgeführt zu einem tätigen, ersprießlichen, an Glück nicht armen Dasein. Nun aber können Sie des Führers entraten. Sie sind gewiß noch nicht gesund, Sie leiden noch unter Ihrer krankhaften Reizbarkeit, werden noch leichter aus dem Stimmungsgleichgewicht gebracht als der Gesunde, sind auch noch nicht so widerstands- und leistungsfähig wie dieser. Aber Sie kennen jetzt die Mittel, die Sie über die Beschwerden hinwegbringen, und den Weg, auf dem Sie weiter vorwärts kommen.

Es wird Ihnen zunächst noch schwer werden, auf den Führer und Begleiter ganz zu verzichten. Aber es ist nun an der Zeit, daß Sie Ihre Selbständigkeit wiedererlangen. So lange ich befürchten mußte, daß Sie, sich selbst überlassen, zurückstraucheln könnten, durfte ich Sie nicht loslassen. Ich bin jetzt überzeugt, daß diese Gefahr überwunden ist, und nun wird das Bewußtsein, auf sich selbst gestellt zu sein, einen mächtigen Ansporn für Sie bilden und wie ich hoffe, das letzte hinwegräumen, das noch Ihrer Heilung im Wege steht.

Die Erfahrungen, die ich auch noch in der jüngsten Zeit mit Ihnen gemacht habe, lassen mich Ihnen noch eins ans Herz legen: Durch die lange Dauer Ihrer Krankheit hatte sich bei Ihnen jener Egoismus des Leidenden entwickelt, der immer nur Rücksichten fordert, der in jedem

Anspruch Anderer und besonders der übrigen Familienglieder eine Verletzung und Kränkung seines guten Rechtes erblickt. Es war besonders schwer, Ihnen über diese Eigenschaft, welche Sie in häufigen Konflikt mit der Umgebung brachte, die Augen zu öffnen. Aber als Sie zu dieser Selbsterkenntnis vorgedrungen waren, haben Sie auch wacker gekämpft, und es ist Ihnen nach und nach gelungen, diesen durchaus krankhaften Egoismus nahezu vollkommen zu überwinden. Nur dann wagt er sich noch hervor und droht wieder die Macht über Sie zu gewinnen, wenn einer Ihrer Hausgenossen von einer Unpäßlichkeit befallen, der besonderen Berücksichtigung, Schonung und Pflege bedürftig wird. Flugs kommt da wieder dieser alte Charakterzug bei Ihnen zum Vorschein. Sie wähnen sich vernachlässigt, murren darüber, daß man Ihren Beschwerden nicht die notwendige Aufmerksamkeit und Berücksichtigung schenkt und scheinen plötzlich ganz vergessen zu haben, daß diese scheinbare Geringschätzung und Nichtbeachtung Ihrer Klagen durchaus der ärztlichen Anordnung entspricht, und daß Sie nicht zum wenigsten diesem Verhalten der Umgebung Ihre Besserung verdanken.

Ich weiß, daß ich Sie nur auf diesen Punkt hinzuweisen brauche, um Sie auch in der Hinsicht zur Selbstüberwindung anzuspornen. Aber ich möchte, daß Sie ein Übriges tun: beteiligen Sie sich selbst jedesmal an der Pflege des auf diese Angewiesenen, mag es sich nun um eines Ihrer Familienmitglieder oder um Ihre Gesellschafterin handeln. Sie werden dadurch am ehesten dem Wiedererwachen dieser Ihnen so schädlichen Beeinträchtigungsvorstellungen vorbeugen.

Nun leben Sie wohl und beweisen Sie, daß auch dieser mein voraussichtlich letzter Rat nicht auf unfruchtbaren Boden gefallen ist.

Mit herzlichen Wünschen für Ihr weiteres Wohlergehen

Ihr

H. O.

## Mein lieber junger Freund.

Es war sehr verständig von Ihnen, sich einmal mit mir auszusprechen, und ich will dem, was ich Ihnen schon in der Sprechstunde gesagt habe, durch diese Zuschrift mehr Nachdruck und Beständigkeit verleihen.

Ich bezweifle nicht, daß Ihre krankhaften Empfindungen: der Kopfdruck, die Müdigkeit, das Schwächegefühl, die Magenbeschwerden, das Herzklopfen etc. mittelbar oder unmittelbar durch die „Neigung“ hervorgerufen sind, der Sie jahrelang gefröhnt haben. Aber ebenso verderblich wie diese selbst ist das schwere Schuldbewußtsein, das auf Ihnen lastet und die Krankheitsfurcht, mit der Sie sich quälen.

Das Laster, dessen Sie sich beschuldigen, ist unter Ihren Altersgenossen leider sehr verbreitet und wenn alle die, die ihm huldigen, später von ernster Krankheit befallen werden sollten, so wäre es um die Menschheit schlecht bestellt. Freilich gelingt es der Mehrzahl, zur rechten Zeit dieses Joch abzuschütteln und damit den schädlichen Folgen für die Gesundheit zu entgehen. Aber auch wenn diese sich schon, wie bei Ihnen geltend gemacht haben, ist das Übel doch noch durchaus heilbar, und es gelingt auch dann noch, durch eine stärkere Anspannung der Willenskraft seiner Herr zu werden. Ich kann Ihnen die Versicherung geben, daß die Zahl der Jünglinge, die ich auch in diesem Stadium noch zur vollen Genesung kommen sah, eine sehr große ist und daß demgegenüber die, welche einem dauernden Siechtum des Nervensystems verfielen, eine verschwindende Minderheit bilden. Aber gewiß ist es an der Zeit, daß Sie sich aufraffen und daß Ihr Wollen ein ernstes, festes und starkes ist. Dazu will ich Ihnen noch einige Winke geben. Sie befinden sich in einem Alter, in welchem diese Neigung völlig unterdrückt und die Kompensation auf ganz anderem Gebiete gesucht werden muß. Um Ihre Phantasie von diesen Erinnerungsbildern zu befreien und frei zu erhalten, müssen Sie möglichst viel andere Interessen pflegen und besonders solche, durch welche Aufmerksamkeit und Energie stark in Anspruch genommen werden. Dazu dienen einmal Beschäftigungen, die den Reiz der Neuheit für Sie besitzen, dann körperliche Übungen bezw. Sportsleistungen, die eine straffe Anspannung des Willens und eine ununterbrochene Wachsamkeit der Sinne verlangen. Daß der Ruder- und Segelsport sowie die Jagd diese Bedingungen am besten erfüllen, habe ich Ihnen schon dargelegt. Aber auch das Turnen, Fechten, Radeln und selbst das stramme Marschieren kann zu demselben Ziele führen. Die Zeit, die Ihnen die Schule und die Bewältigung ihrer Vorbereitungsaufgaben übrig läßt, soll zum großen Teil durch eine derartige Tätigkeit ausgefüllt werden. Und es ist eine durchaus willkommene Nebenwirkung, daß Sie dann am Abend ermüdet und schlafbedürftig sind.

Freilich sehe ich es durchaus gern, wenn Sie Geselligkeit pflegen. Mag Sie nun der Turnverein, Gesangverein, das Tanzkränzchen, der Radlerklub oder eine ähnliche Vereinigung mehr locken — alles, was Sie der Einsamkeit entzieht, Ihnen erlaubte Freuden im Kreise Ihrer Freunde und Kameraden bietet, mag, soweit Ihnen dazu Zeit bleibt, von Ihnen gepflegt werden. Sie sollen kein Pedant und kein Duckmäuser sein. Auch ein mäßiges Rauchen wird Ihnen nichts schaden. Aber hüten Sie sich vor dem Alkoholgenuß. Schon die erste Andeutung eines Rausches kann Ihren Willen erschlaffen lassen und die mühsam errungene Selbstbeherrschung erschüttern.

Vermeiden Sie auch möglichst die üppigen Mahlzeiten, besonders am Abend.

Und nun versuchen Sie es gleich mit der gänzlichen Entsagung, ich traue Ihnen die Kraft dazu zu. Kommt es aber wider Erwarten einmal zu einem Rückfall, so bitte ich Sie, sich mir wieder zu offenbaren. Sie müssen einen Menschen haben, dem Sie sich in der bewußten Hinsicht ganz anvertrauen, der Ihnen, wenn die eigene Kraft einmal nicht ausreicht, einen Halt gibt und eine Stütze bietet.

Nun machen Sie unter die Vergangenheit einen Strich, freuen Sie sich Ihrer Jugend, die auch Ihnen die Zeit des „allersonnigsten Sonnenscheins“ sein soll. Sobald Sie Student geworden sind, wollen wir dann weiter über dieses Thema sprechen.

Mit herzlichem Gruß

Ihr

H. O.

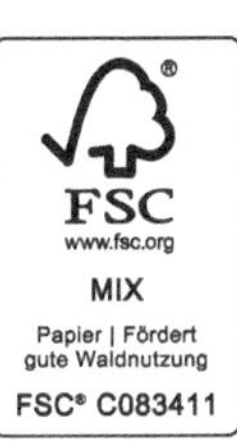


Zeitfracht Medien GmbH
Ferdinand-Jühlke-Straße 7
99095 Erfurt, Deutschland
produktsicherheit@kolibri360.de